1日3分でむせ予防！

60歳からの滑舌レッスン

健康ボイストレーナー
赤間裕子 著

歯科医師
山内 積 監修

世界文化社

はじめに

皆さん、こんにちは。健康ボイストレーナーの赤間裕子です。

30年以上にわたるアナウンサーとしての経験をもとに、口腔機能向上はもちろん、脳トレ効果が期待でき、美容やストレス解消にも役立つ〈健康ボイトレ音読塾〉を主宰しています。

60歳を過ぎてから入塾された方が多く、80歳を超えたメンバーも若々しくお元気で、声も表情もイキイキしています。

ですが、高齢化が顕著な日本では、「社会との関わりが減り、人と話す機会も減った」「ひとり暮らしになって、誰とも話さない日がある」といった高齢者が増え、健康への影響が懸念されています。

声を出す機会が減ると口腔機能が衰え、むせやすくなったり、滑舌が悪くなったり、元気がなくなったりします（老けて見られることも！）。塾生の皆さんは、「老化の坂をゆるやかにしたい」と通い続け、毎回「楽しい！」と参加してくださっています。さ

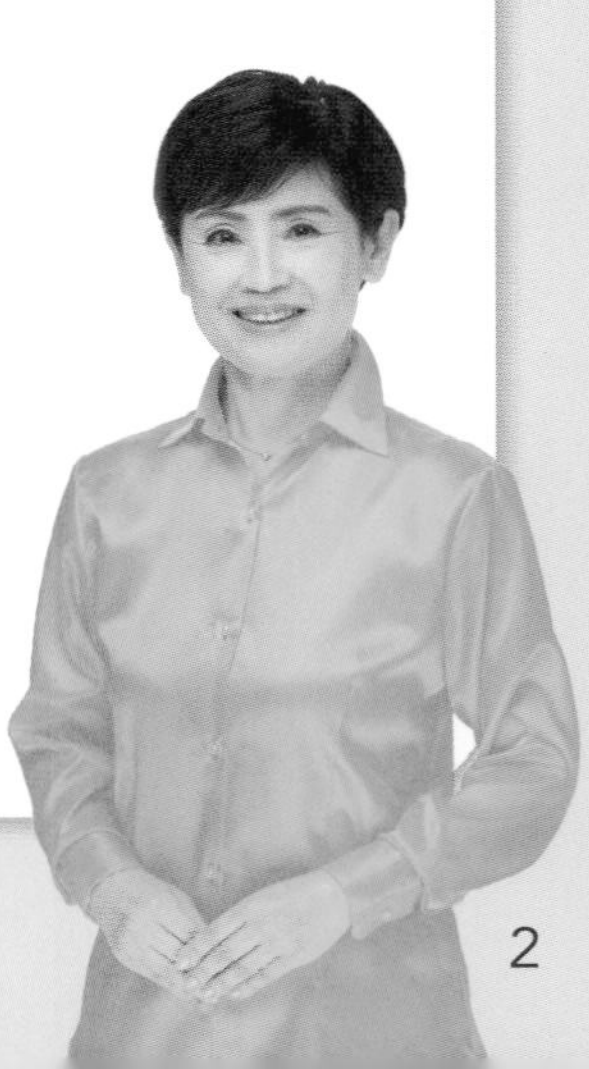

らに、「声が明るい、若いって言われます」「食事中にむせることなんてないですよ」といったうれしい声をお聞きします。

そこで、より多くの方に「声を出す」よさを実感して頂きたく、自宅で手軽に取り組める【滑舌レッスン】を考案しました。ステップA～Cの3段階で構成されています。各ステップから1つずつレッスンを選び、1日1回おこないます。

すべてのレッスンには、目安の時間を示しています。どの組み合わせにしても3分程度ですので、無理なく続けられます。もちろん数を増やして、1日5分、10分おこなっても構いません。慣れてきたらスピードアップ！　脳トレ効果が高まります。

「声を出す」というなにげないことも、意識的におこなえば、咀嚼力や嚥下機能の向上につながります。表情筋や口輪筋をしっかり動かすことで、たるみ予防や表情が若々しくなるなど、うれしい効果も期待できます。

何歳からはじめても、遅すぎることはありません。もちろん60歳以下の方でも！　今日から一緒にはじめましょう！

こんな人は注意を

顎関節症になったことがある人、口を大きく開けるとカクカクする、痛みを感じる、という人は、決して無理をしないでください。

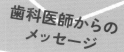

歯科医師からのメッセージ

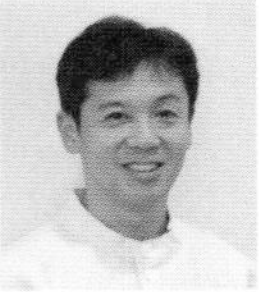

監修／山内 積

山内歯科・矯正歯科 院長。歯科医師。1991年 東北大学歯学部卒業。「『歯の健康』を通して、患者さんの人生を応援したい」との思いから、矯正歯科と予防歯科に力を入れ、口腔トレーニングの重要性にも着目している。

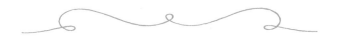

年齢を重ねると口腔機能が衰え、むせやすくなったり、滑舌が悪くなったりします

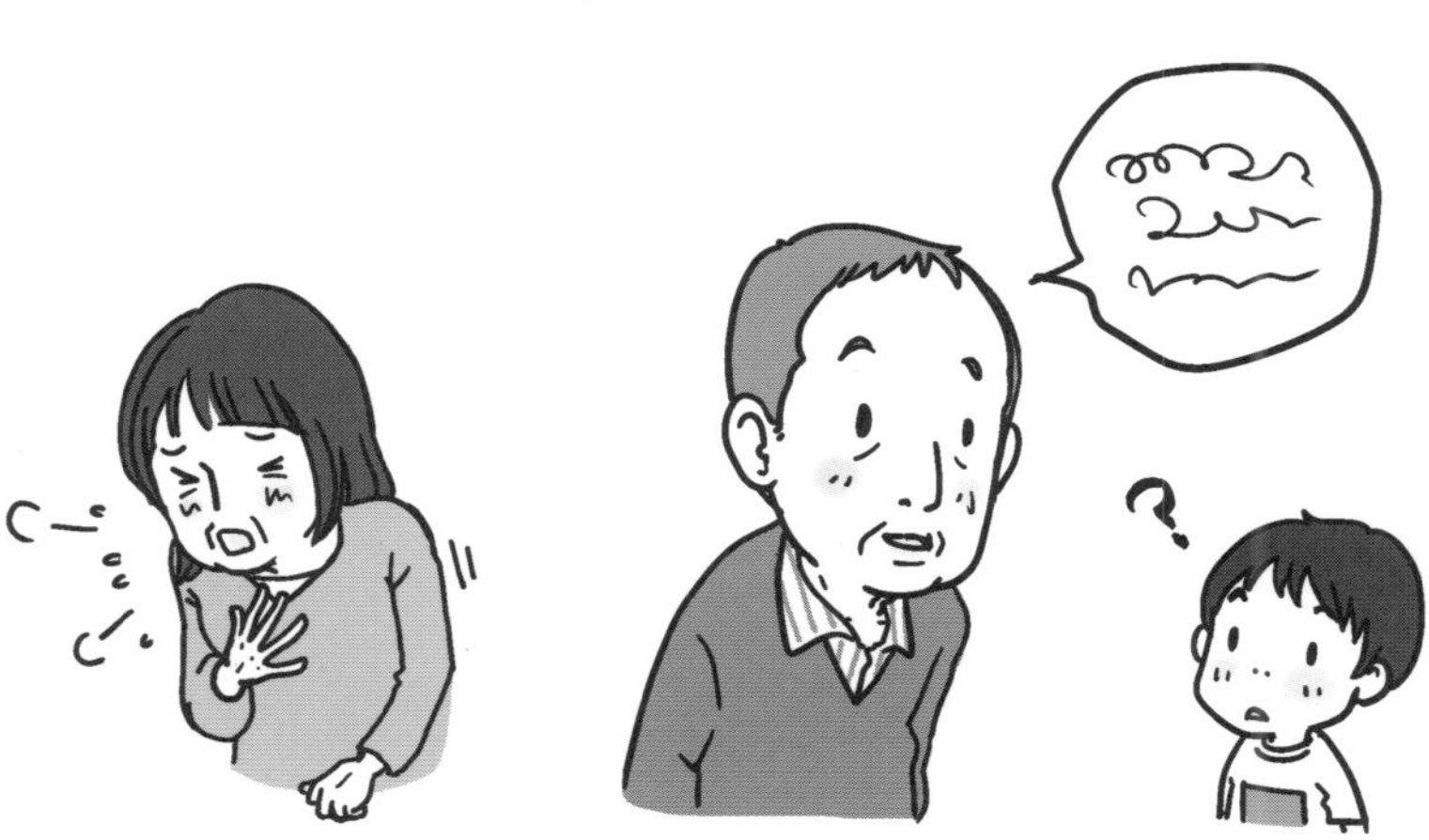

皆さんは、「口腔機能低下症」という言葉を聞いたことがありますか？

その名の通り、口の中の様々な機能が低下した状態で、下の図のような症状があらわれます。食べる力が低下するため、栄養の偏りやエネルギー不足が起こり、全身の健康にも影響を及ぼします。

では、「口腔機能低下症」の一番の原因は何かというと、ズバリ加齢です。60歳以上になると、これらの症状のひとつやふたつ、思い当たる方も多いのではないでしょうか？

でも安心してください。早期に自覚して対策をとれば、予防したり、症状をおさえたりすることができます。【滑舌レッスン】もそのひとつです。

口腔機能低下症とは

- 口の中が乾くようになった（口腔乾燥）
- 滑舌が悪くなった（舌口唇運動機能低下）
- 食べこぼしをするようになった（舌口唇運動機能低下）
- 口の中が汚れている（口腔不潔）
- 食べ物が口に残るようになった（咬合力低下）
- 硬いものが食べにくくなった（咀嚼機能低下）
- 食事の時にむせるようになった（嚥下機能低下）
- 薬を飲み込みにくくなった（低舌圧）

※「口もと元気で快適ライフ！」（一般社団法人日本老年歯科医学会）をもとに編集部にて作成。

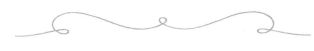

歯科医師からのメッセージ

【滑舌レッスン】で声を出すことを習慣にすれば口腔機能の低下を防ぐ効果が期待できます！

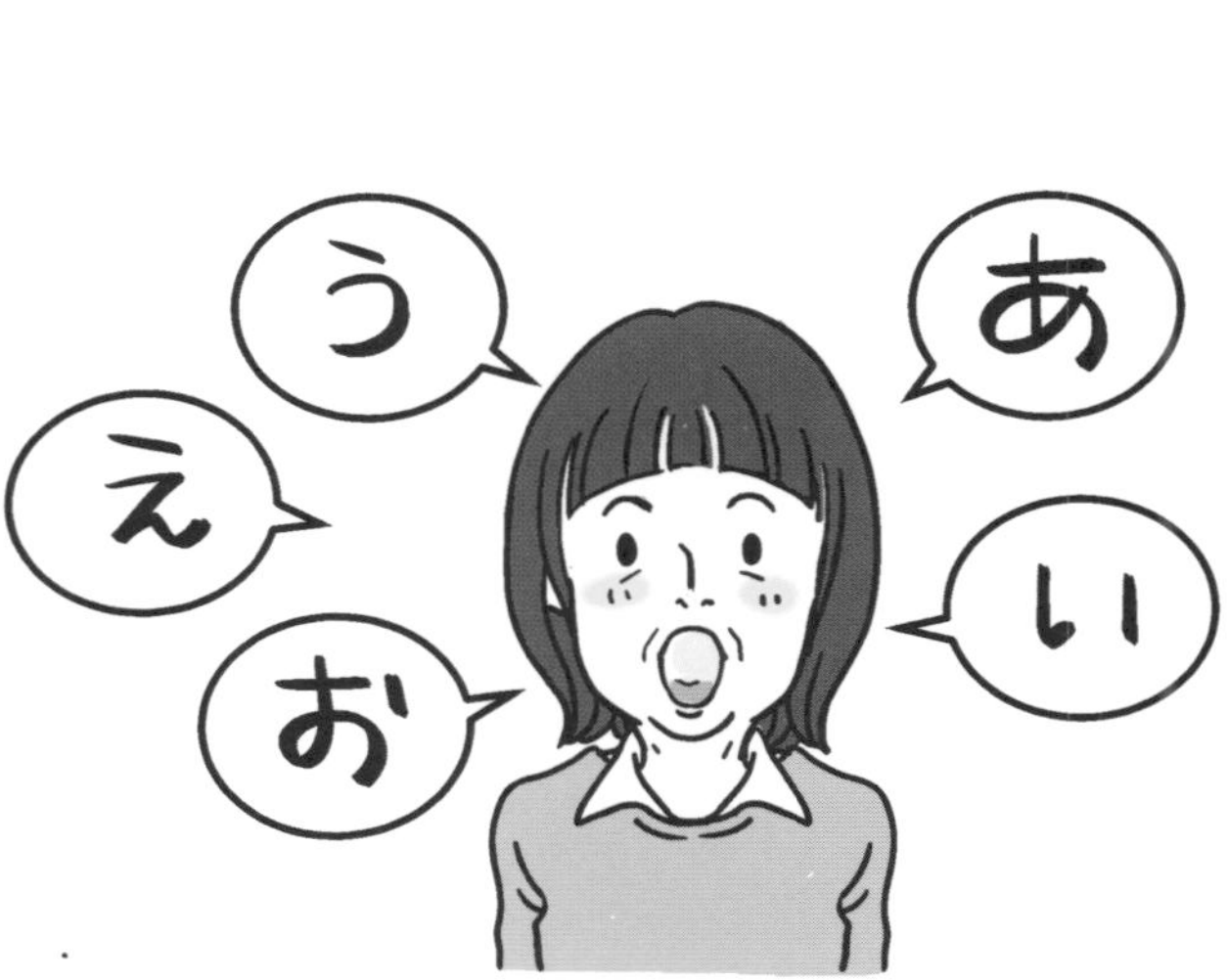

本書では、一音一音丁寧に発音し、表情筋を意識して、口を大きく動かすことを基本としています。口のまわりの筋肉が鍛えられると、咀嚼力や嚥下機能の向上につながります。

また、発音は口唇、舌、顎、声門が連携した複雑な運動です。それを習慣化しておこなうと、口腔機能の低下を防ぐ効果が期待できます。

ですが、「私はおしゃべりだし、よく話しているから大丈夫」などと思っている方はいませんか？　例えば、ウォーキング（散歩）でも、だらだら歩くより、姿勢や蹴る力、ペースなどを意識したほうが、脚力がつきます。すると、小さな段差につまずくことが減ったり、つまずいても体勢を維持しやすくなったりします。

発音も【滑舌レッスン】として意識しながらおこなうと、口腔から咽頭、のどぼとけまでトレーニングできます。それにより、〝むせ〟予防、あるいは誤嚥しそうな時に〝むせ〟られる状態を維持することにつながります。

1日たったの3分！
継続しやすいのが
一番のポイントです

と、ここまで【滑舌レッスン】の効果を紹介してきましたが、どんなに理にかなっていても、「難しすぎる」「時間がかかる」では続きません。続かなければ、口腔機能の向上も改善も見込めません。つまり、1日3分という短さも大きな特長といえます。

しかも、本書には早口言葉を使ったレッスンがあります。早口言葉は、意識して発音しないと言い間違えるので、自然と口をしっかり動かします。頭も使います。そして、言い間違えた時はクスッと笑えます。「楽しい」は継続のモチベーションを高めます。皆さんも楽しみながら【滑舌レッスン】に取り組んでください。

目次

ステップC 早口言葉編

次の3つの早口言葉を3回繰り返して言いましょう

本書の使い方

●「60歳からの滑舌レッスン」は

ステップA 準備編

ステップB あいうえお編

ステップC 早口言葉編

から、1つずつ選んで取り組みます

（ステップAは**2種類**
ステップBは**15種類**
ステップCは**15種類** あります）

例えば

Aの1 **Bの3** **Cの2**

を選んだ場合、
次のページの組み合わせになります

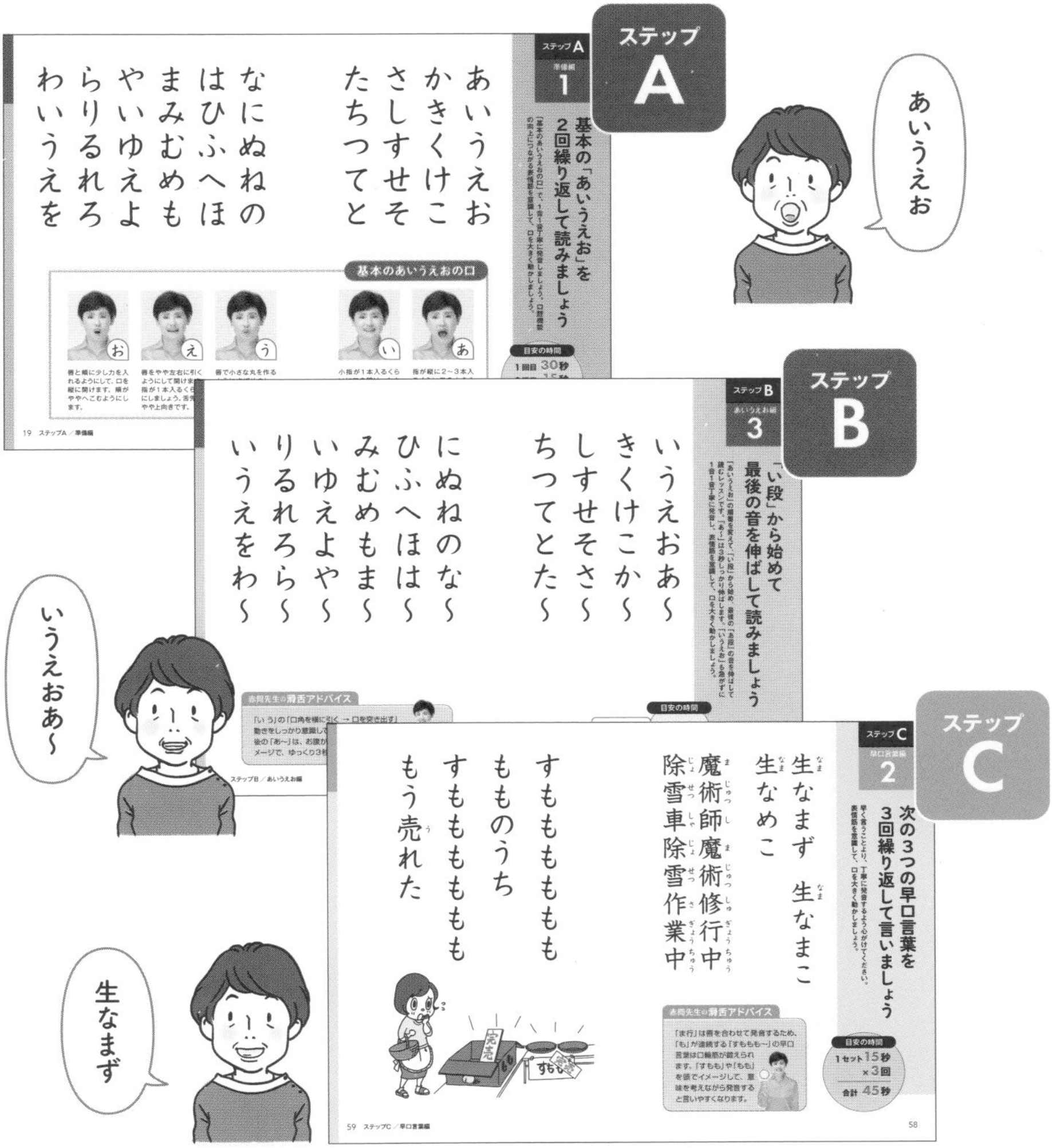
ステップA
ステップA
準備編
1
基本の「あいうえお」を2回繰り返して読みましょう
「基本のあいうえおの口」で、1音1音丁寧に発音しましょう。口腔機能の向上につながる表情筋を意識して、口を大きく動かしましょう。
あいうえお
かきくけこ
さしすせそ
たちつてと
なにぬねの
はひふへほ
まみむめも
やいゆえよ
らりるれろ
わいうえを
基本のあいうえおの口
あ
い
う
え
お
目安の時間
1回目 30秒
19 ステップA／準備編
あいうえお
ステップB
ステップB
あいうえお編
3
「い段」から始めて最後の音を伸ばして読みましょう
「あいうえお」の順番を変えて、「い段」から始め、最後の「あ段」の音を伸ばして読むレッスンです。「あ〜」は3秒しっかり伸ばします。「いうえお」も急がずに1音1音丁寧に発音し、表情筋を意識して、口を大きく動かしましょう。
いうえおあ〜
きくけこか〜
しすせそさ〜
ちつてとた〜
にぬねのな〜
ひふへほは〜
みむめもま〜
いゆえよや〜
りるれろら〜
いうえをわ〜
目安の時間
赤間先生の滑舌アドバイス
ステップB／あいうえお編
いうえおあ〜
ステップC
ステップC
早口言葉編
2
次の3つの早口言葉を3回繰り返して言いましょう
早く言うことより、丁寧に発音するよう心がけてください。表情筋を意識して、口を大きく動かしましょう。
生《なま》なまず　生《なま》なまこ
魔《ま》術《じゅつ》師《し》魔《ま》術《じゅつ》修《しゅ》行《ぎょう》中《ちゅう》
除《じょ》雪《せつ》車《しゃ》除《じょ》雪《せつ》作《さ》業《ぎょう》中《ちゅう》
すもももももも
もものうち
すもももももも
もう売《う》れた
赤間先生の滑舌アドバイス
「ま行」は唇を合わせて発音するため、「も」が連続する「すももも〜」の早口言葉は口輪筋が鍛えられます。「すもも」や「もも」を頭でイメージして、意味を考えながら発音すると言いやすくなります。
目安の時間
1セット15秒
×3回
合計 45秒
59 ステップC／早口言葉編
58
生なまず

※早口言葉は、3つ（3種類）を1セットとしています。上のレッスンの場合、「生なまず〜、魔術師〜、すももも〜」とそれぞれ1回言ってから、2回目を繰り返してください。「生なまず〜」を3回続けて言わないように気をつけましょう。

これを1日1回おこないます

本書の使い方

チェック表に記入して毎日おこないましょう。続けることで、達成感を得られます

何事も続けることが大切です。でも、それが難しい！　そこで、レッスンを終えたらチェックできる表（P.15～16）を用意しました。目で見て確認できるので、「今日もできた」「明日も頑張ろう」とやる気が生まれます。そして、表が埋まっていくことで達成感を得られます。

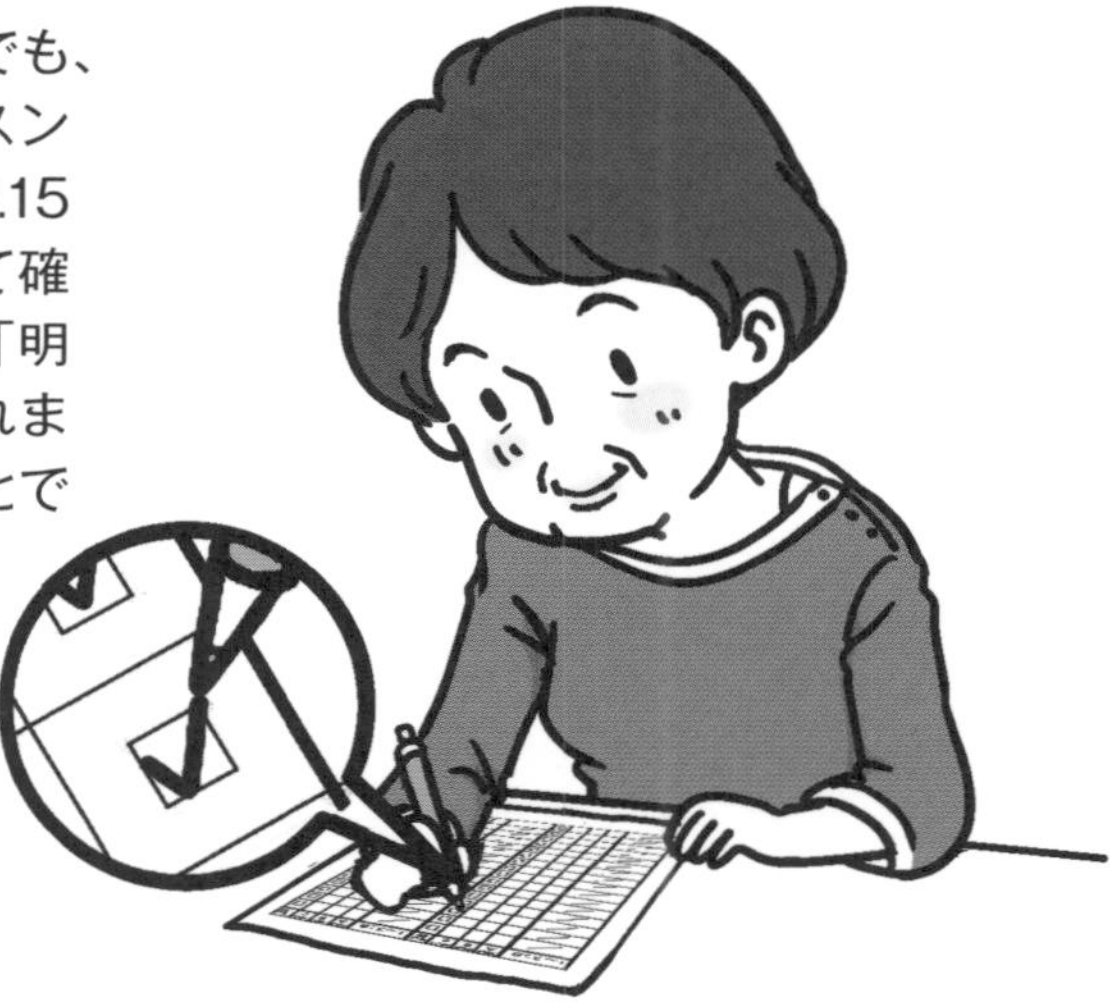

パターンは全部で450通り。様々に組み合わせて、飽きずに楽しく取り組めます

1年以上続けても、毎日違うレッスンができます。また、色々な発音をするほうが、より効果的に口腔機能が鍛えられます。できるだけかぶらないよう、異なる組み合わせパターンを考えて、楽しくレッスンしましょう。

滑舌レッスンをする時は、本を持っておこないましょう。声が出しやすくなります

姿勢も重要。猫背にならないよう注意

本を机の上に置き、下を向きながらおこなうと、声帯が詰まったような姿勢になり、声が出しづらいです。必ず本を立てて持ち、できるだけ下を向き過ぎないようにしましょう。また、声を出す時の基本は腹式呼吸ですが、姿勢よく座ることで、お腹からしっかりした声が出るようになります。

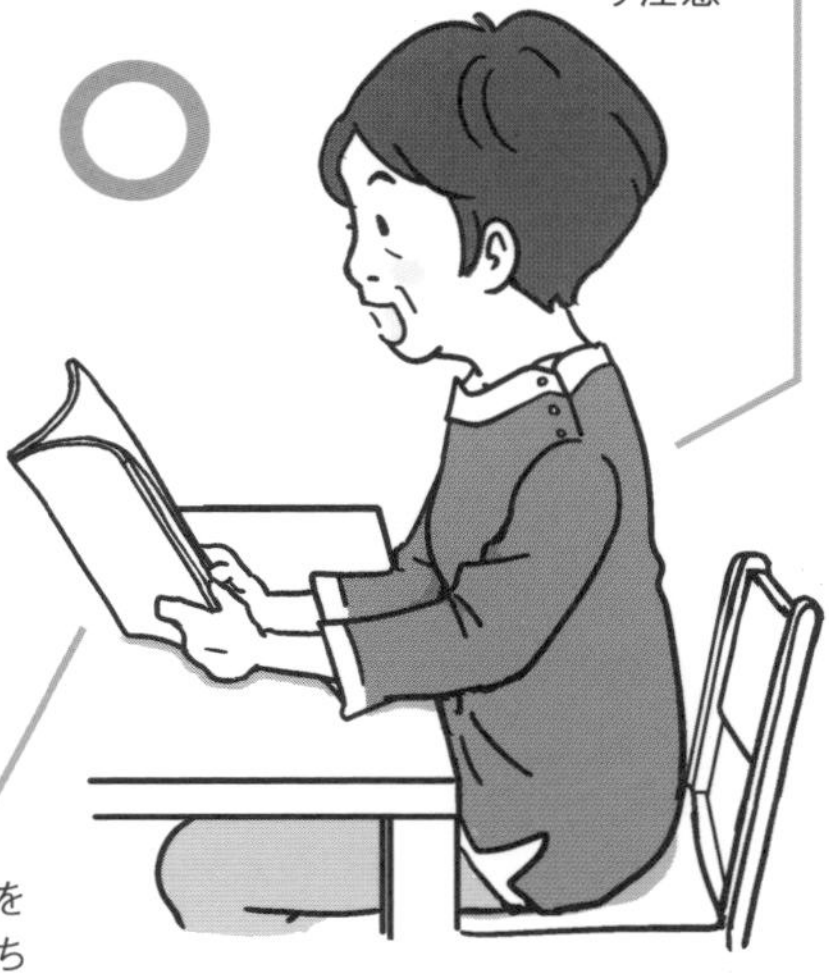

できる人は、本を机につけず、持ち上げてもOK

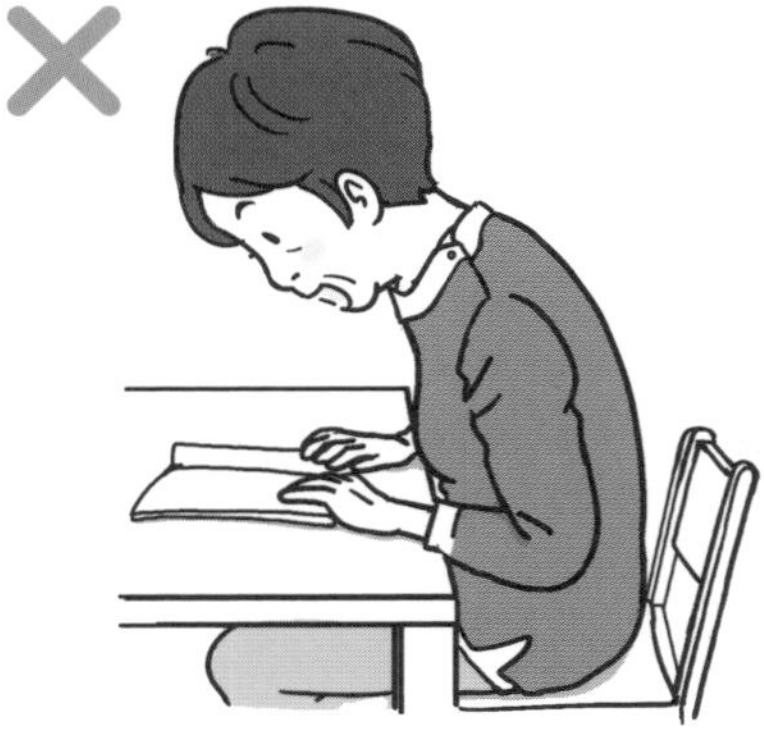

本を机の上に置くと視線が下がるので、顎も下がり、声が出しづらくなります。

もちろん
立っておこなっても
OK

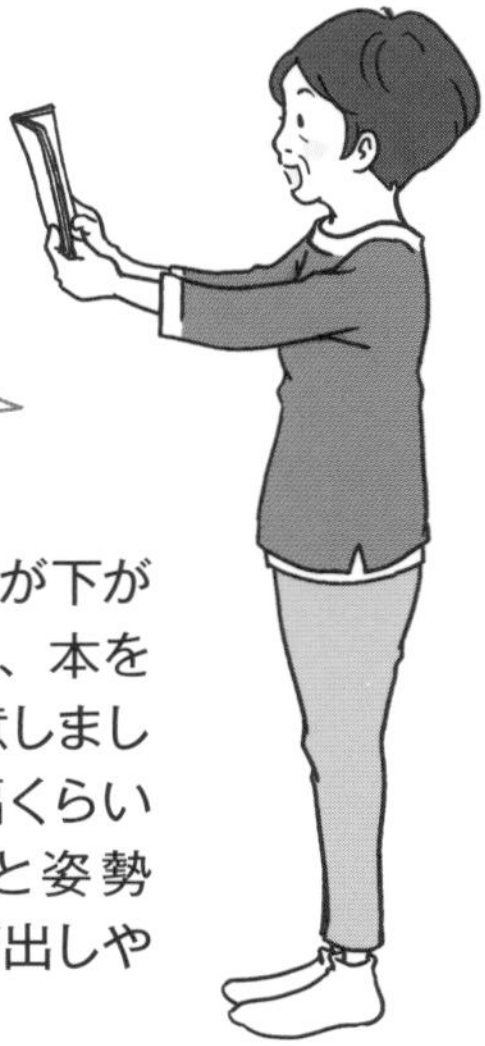

この場合も、顎が下がり過ぎないよう、本を持つ位置に注意しましょう。足は肩幅くらいに開いて立つと姿勢が安定し、声が出しやすくなります。

おすすめパターン＆チェック表

● ステップA～Cから、1つずつどれを選んでも約3分のレッスンができますが、より取り組みやすいよう、おすすめパターンを用意しました

おすすめパターンは

1カ月でバランスよくすべてのレッスンをおこなえます

どのレッスンも必ず2回以上※入るように、組み合わせています。万遍なく取り組めるので、バランスよく口腔機能が鍛えられます。「決まっていたほうが取り組みやすい」「自分でパターンを考えるのは大変」といった方は活用してください。

※1カ月を30日以上とした場合。

レッスンが終わったら、□にチェック☑をつけましょう

ステップ A	ステップ B	ステップ C	チェック欄
1	3	1	☑
2	7	2	□

「レッスン日」の欄には、日付を書きましょう。

9/1

← 左のチェック表をコピーしてお使いください。自分で選びたい方は、次のページに空欄のチェック表を用意しています

〈 滑舌レッスン おすすめパターン チェック表 〉

レッスン日	ステップ A	ステップ B	ステップ C	チェック欄	レッスン日	ステップ A	ステップ B	ステップ C	チェック欄
／	1	3	1	□	／	1	5	2	□
／	2	7	2	□	／	2	9	3	□
／	1	10	3	□	／	1	14	4	□
／	2	5	4	□	／	2	3	5	□
／	1	13	5	□	／	1	11	6	□
／	2	1	6	□	／	2	8	7	□
／	1	9	7	□	／	1	4	8	□
／	2	11	8	□	／	2	13	9	□
／	1	6	9	□	／	1	1	10	□
／	2	14	10	□	／	2	6	11	□
／	1	2	11	□	／	1	15	12	□
／	2	15	12	□	／	2	12	13	□
／	1	8	13	□	／	1	7	14	□
／	2	4	14	□	／	2	2	15	□
／	1	12	15	□	／	1	14	7	□
／	2	10	1	□					

〈 滑舌レッスン チェック表 〉

※ステップA～Cに、自分で選んだレッスンの番号を記入してお使いください

レッスン日	ステップ A	ステップ B	ステップ C	チェック欄
/				□
/				□
/				□
/				□
/				□
/				□
/				□
/				□
/				□
/				□
/				□
/				□
/				□
/				□
/				□
/				□

レッスン日	ステップ A	ステップ B	ステップ C	チェック欄
/				□
/				□
/				□
/				□
/				□
/				□
/				□
/				□
/				□
/				□
/				□
/				□
/				□
/				□
/				□

ステップ A

準備 編

しっかりした声を出すには準備が大切です。
まずは基本となる2つのレッスンから１つを選んで
無理せずスタートしましょう。
のどに負担をかけない腹式呼吸がおすすめです。

ステップA

準備編

1

基本の「あいうえお」を2回繰り返して読みましょう

「基本のあいうえおの口」で、1音1音丁寧に発音しましょう。口腔機能の向上につながる表情筋を意識して、口を大きく動かしましょう。

目安の時間

1回目 30秒
2回目 15秒
合計 45秒

あいうえお
かきくけこ
さしすせそ
たちつてと

基本のあいうえおの口

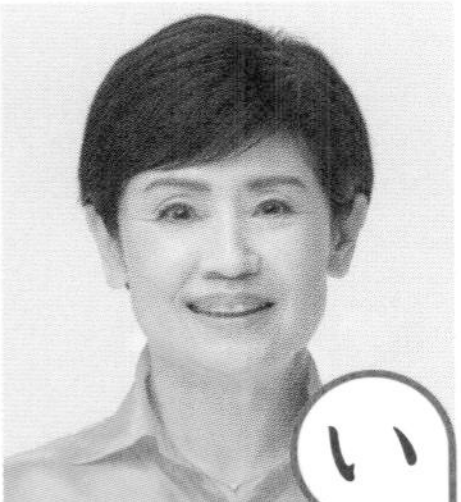

小指が1本入るくらいに口を開け、左右に引きます。口角を耳のほうに寄せる意識で引き上げます。

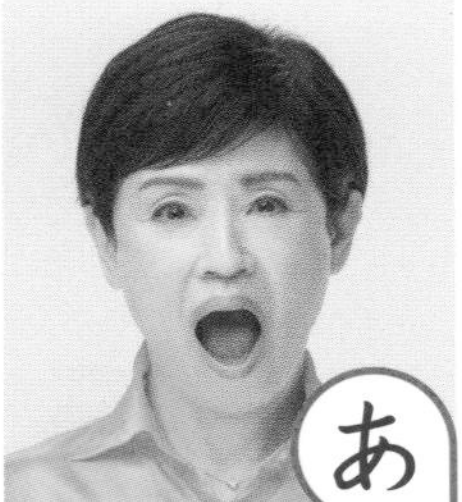

指が縦に2〜3本入るくらい口を大きく開けます。舌は自然に下げておきます。

なにぬねの
はひふへほ
まみむめも
やいゆえよ
らりるれろ
わいうえを

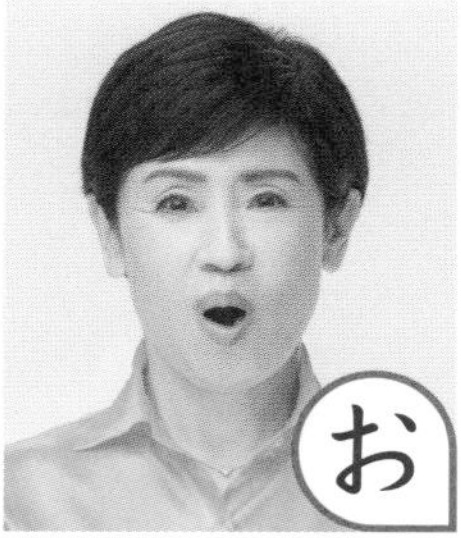

唇と頬に少し力を入れるようにして、口を縦に開けます。頬がややへこむようにします。

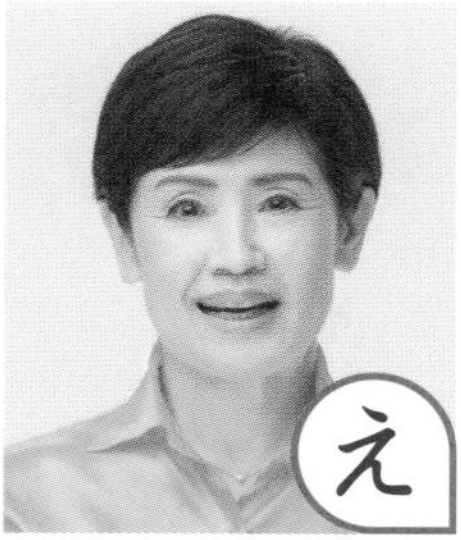

唇をやや左右に引くようにして開けます。指が１本入るくらいにしましょう。舌先はやや上向きです。

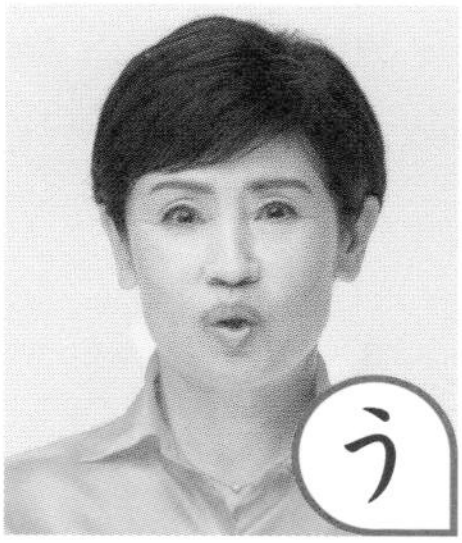

唇で小さな丸を作るようにすぼめましょう。唇を少し前に突き出すようにします。

ステップ A

準備編

2

プロも練習する基本パターンを2回繰り返して読みましょう

アナウンサーや役者などが、滑舌レッスンでおこなうパターンです。こちらも「基本のあいうえおの口」（18～19ページ）を意識し、1音1音丁寧に発音しましょう。

目安の時間

1回目 60秒
2回目 30秒

合計 1分30秒

あえいうえおあお

かけきくけこかこ

させしすせそさそ

たてちつてとたと

なねにぬねのなの
はへひふへほはほ
まめみむめもまも
やえいゆえよやよ
られりるれろらろ
わえいうえをわを

赤間先生の**滑舌アドバイス**

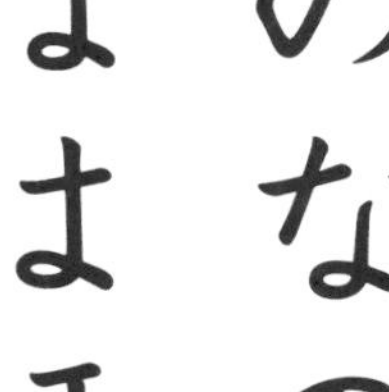

「基本のあいうえおの口」(18〜19ページ)に注意して発音します。上下左右にスムーズに動くよう、表情筋を意識しましょう。特に、下から2段目の「あ段」の発音は、縦に大きく開けてください。

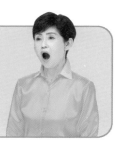

赤間先生の応援メッセージ①

朝活のひとつに加えてみませんか？

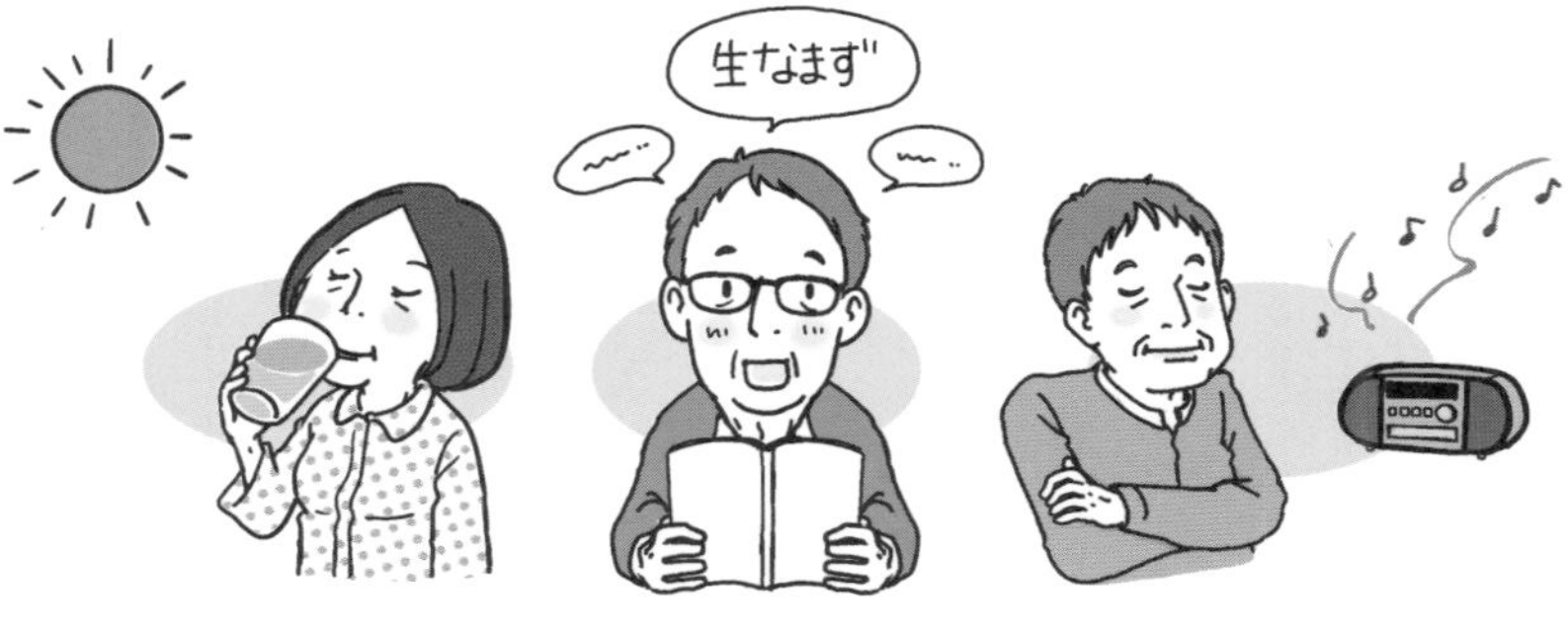

「コップ１杯の水を飲む」「ラジオ体操をする」「音楽を聴く」など、朝に必ずすることを決めている方は多いですよね。 朝は、〝脳のゴールデンタイム〟と言われるそうです。気持ちを安定させ、その日１日を元気に過ごすため、自分にとっての「よい習慣」を持つことは大切です。そこで、【 滑舌レッスン 】を朝活に加えてはいかがでしょう。

１日がスタートする朝におこなうと、声が出しやすくなり、その後も活動的に過ごせます。とはいえ、朝から大きな声を出すのは大変ですよね。のどを傷めないためにも、はじめは小さな声でも大丈夫。ただし、口はしっかり動かしましょう。噛む力に必要な表情筋や口輪筋、のどのウォーミングアップをおこなうことで、むせ予防も期待できます。

「朝はなかなかテンションが上がらない」「頭が働かない」という方は、もちろん昼でも夜でもお好きな時間で構いません。本を見なくても言えるようになったら、お風呂の中でおこなうのもいいですね（のぼせないよう、ご注意を！）。

とにかく続けることが大切です。ご自分の取り組みやすいゴールデンタイムを見つけてくださいね。

ステップ B

あいうえお編

ステップAで声を出す準備ができたら、
次は「あいうえお」を使った滑舌レッスンです。
全部で15種類あります。
1つ選んで取り組みましょう。

ステップ **B**

あいうえお編

1

最初の音を伸ばして読みましょう

五十音の「あ段」の音を伸ばして読むレッスンです。「あ〜」は3秒しっかり伸ばします。「い段」以下も急がずに1音1音丁寧に発音し、表情筋を意識して、口を大きく動かしましょう。

あ〜いうえお

か〜きくけこ

さ〜しすせそ

た〜ちつてと

目安の時間

40秒

〜の部分は
3秒伸ばす

な～にぬねの
は～ひふへほ
ま～みむめも
や～いゆえよ
ら～りるれろ
わ～いうえを

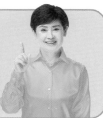

赤間先生の滑舌アドバイス

「あ～」と最初の音を伸ばすと、口を滑らかに動かすことが難しく感じられ、その後に続く「いうえお」を急いで言ってしまいがちです。雑にならないよう、1音1音しっかり発音してください。

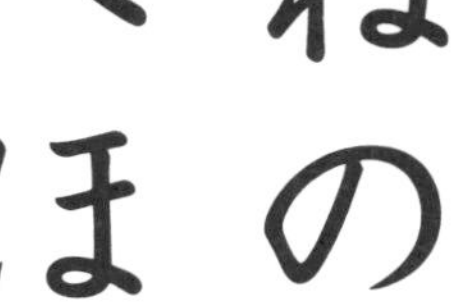

ステップB

あいうえお編
2

最後の音を伸ばして読みましょう

五十音の「お段」の音を伸ばして読むレッスンです。「お〜」は3秒しっかり伸ばします。「あいうえ」も急がずに1音1音丁寧に発音し、表情筋を意識して、口を大きく動かしましょう。

あいうえお〜
かきくけこ〜
さしすせそ〜
たちつてと〜

目安の時間
40秒

〜の部分は
3秒伸ばす

なにぬねの～

はひふへほ～

まみむめも～

やいゆえよ～

らりるれろ～

わいうえを～

赤間先生の**滑舌アドバイス**

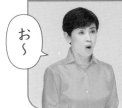

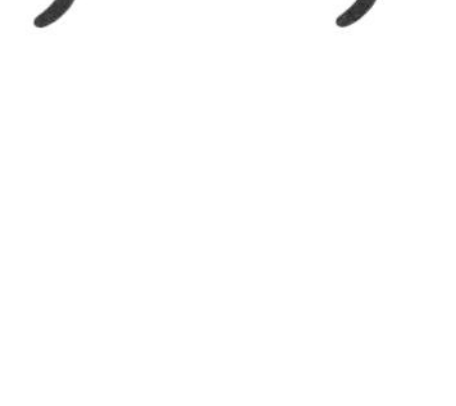

最後の「お～」と伸ばすところは、のどの奥を開けて、お腹からの息を遠くに届けるつもりでのびやかに声を出しましょう。心の中でゆっくり３秒数えてください。

ステップ B

あいうえお編

3

「い段」から始めて最後の音を伸ばして読みましょう

「あいうえお」の順番を変えて、「い段」から始め、最後の「あ段」の音を伸ばして読むレッスンです。「あ～」は3秒しっかり伸ばします。「いうえお」も急がずに1音1音丁寧に発音し、表情筋を意識して、口を大きく動かしましょう。

いうえおあ～

きくけこか～

しすせそさ～

ちつてとた～

目安の時間

40秒

～の部分は
3秒伸ばす

にぬねのな～
ひふへほは～
みむめもま～
いゆえよや～
りるれろら～
いうえをわ～

赤間先生の滑舌アドバイス

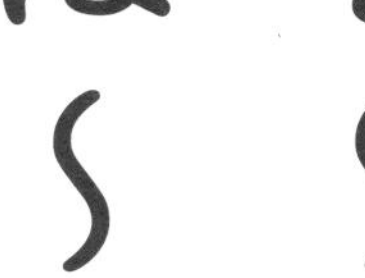

「い う」の「口角を横に引く → 口を突き出す」動きをしっかり意識しておこないましょう。最後の「あ～」は、お腹からの息をのどに通すイメージで、ゆっくり3秒伸ばしてください。

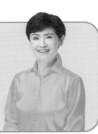

ステップ B

あいうえお編

4

「う段」から始めて最後の音を伸ばして読みましょう

「あいうえお」の順番を変えて、「う段」から始め、最後の「い段」の音を伸ばして読むレッスンです。「い〜」は3秒しっかり伸ばします。「うえおあ」も急がずに1音1音丁寧に発音し、表情筋を意識して、口を大きく動かしましょう。

うえおあい〜

くけこかき〜

すせそさし〜

つてとたち〜

目安の時間

40秒

〜の部分は3秒伸ばす

ぬねのなに〜
ふへほはひ〜
むめもまみ〜
ゆえよやい〜
るれろらり〜
うえをわい〜

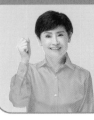

赤間先生の滑舌アドバイス

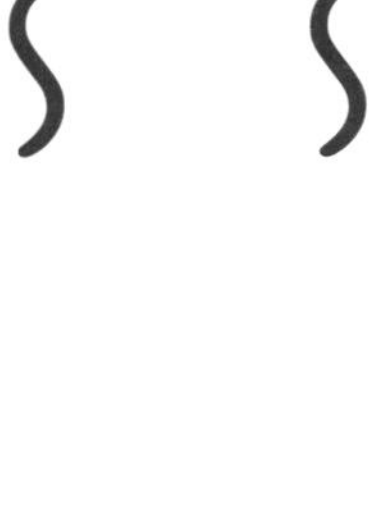

「お あ」の動きをしっかりおこないましょう。続けて口を縦に大きく開ける動きが少し難しいですが、無理のない範囲で構いません。最後の「い〜」は、口角を横に引き、笑顔で3秒キープです！

ステップ **B**

あいうえお編

5

「え段」から始めて最後の音を伸ばして読みましょう

「あいうえお」の順番を変えて、「え段」から始め、最後の「う段」の音を伸ばして読むレッスンです。「う〜」は3秒しっかり伸ばします。「えおあい」も急がずに1音1音丁寧に発音し、表情筋を意識して、口を大きく動かしましょう。

えおあいう〜

けこかきく〜

せそさしす〜

てとたちつ〜

目安の時間

40秒

〜の部分は
3秒伸ばす

ねのなにぬ〜

へほはひふ〜

めもまみむ〜

えよやいゆ〜

れろらりる〜

えをわいう〜

赤間先生の滑舌アドバイス

最後の「う〜」は、できるだけ口を突き出してください。また、横に大きく引く「い」からの動きを丁寧におこないましょう。口腔機能の向上に欠かせない表情筋が鍛えられます。

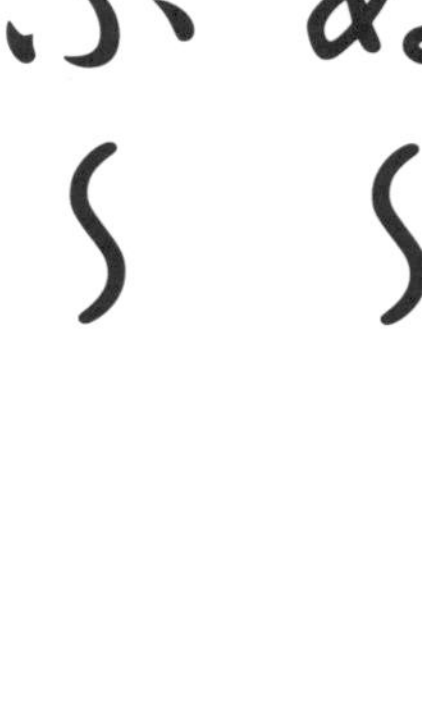

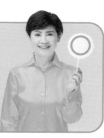

ステップ B

あいうえお編

6

「お段」から始めて最後の音を伸ばして読みましょう

「あいうえお」の順番を変えて、「お段」から始め、最後の「え段」の音を伸ばして読むレッスンです。「え〜」は3秒しっかり伸ばします。「おあいう」も急がずに1音1音丁寧に発音し、表情筋を意識して、口を大きく動かしましょう。

おあいうえ〜

こかきくけ〜

そさしすせ〜

とたちつて〜

目安の時間

40秒

〜の部分は3秒伸ばす

のなにぬね〜

ほはひふへ〜

もまみむめ〜

よやいゆえ〜

ろらりるれ〜

をわいうえ〜

赤間先生の滑舌アドバイス

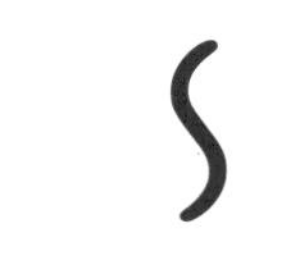

「お あ」「い う」のそれぞれの口の動きを丁寧に、表情筋を意識しておこなってください。「え〜」は、吐く息が通るよう、のどを閉めないように気をつけましょう。

ステップB

あいうえお編
7

順番を変えて読みましょう①

「あいうえお」の順番を変えて読むレッスンです。急がずに1音1音丁寧に発音し、表情筋を意識して、口を大きく動かしましょう。

あうおいえ

かくこきけ

さすそしせ

たつとちて

目安の時間

30秒

なぬのにね
はふほひへ
まむもみめ
やゆよいえ
らるろりれ
わうをいえ

赤間先生の滑舌アドバイス

言い慣れないうちは難しく感じるかもしれませんが、急いで読む必要はありません。丁寧に「基本のあいうえおの口」(18〜19ページ)で発音しましょう。

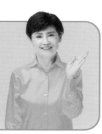

ステップB

あいうえお編

8

順番を変えて読みましょう②

ステップＢの７と同じく、「あいうえお」の順番を変えて読むレッスンです。
急がずに１音１音丁寧に発音し、表情筋を意識して、口を大きく動かしましょう。

あおいえう
かこきけく
さそしせす
たとちてつ

目安の時間

30秒

なのにねぬ
はほひへふ
まもみめむ
やよいえゆ
らろりれる
わをいえう

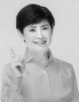

赤間先生の滑舌アドバイス

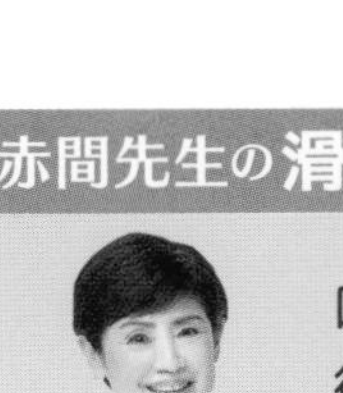

口を大きく動かす「あ お」を先に言うため、後半の「い え う」は、口を滑らかに動かすことが難しく感じられるでしょう。1音1音、口をしっかり動かしてください。

ステップB

あいうえお編

9

順番を変えて読みましょう③

ステップBの7と8を合体させて、「あいうえお」の順番を変えて読むレッスンです。
長くなっても1音1音丁寧に発音し、表情筋を意識して、口を大きく動かしましょう。

あうおいえあおいえう
かくこきけかこきけく
さすそしせさそしせす
たつとちてたとちてつ

目安の時間

50秒

なぬのにねなのにねぬ

はふほひへはほひへふ

まむもみめまもみめむ

やゆよいえやよいえゆ

らるろりれらろりれる

わうをいえわをいえう

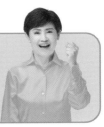

赤間先生の滑舌アドバイス

長くなった分、より口を動かすので、表情筋が鍛えられます。最初は時間がかかっても構いません。慣れてきたらスピードアップ！

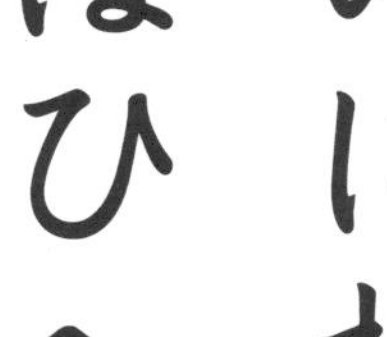

ステップB

あいうえお編

10

最初の2音を繰り返して読みましょう

「あいあいあいあい」と最初の２音を４回繰り返してから、「あいうえお」を読むレッスンです。繰り返す際も流さず丁寧に発音し、表情筋を意識して、口を大きく動かしましょう。

あいあいあいあい　あいうえお

かきかきかきかき　かきくけこ

さしさしさしさし　さしすせそ

たちたちたちたち　たちつてと

目安の時間

40秒

なになになになに
はひはひはひはひ
まみまみまみまみ
やいやいやいやい
らりらりらりらり
わいわいわいわい

なにぬねの
はひふへほ
まみむめも
やいゆえよ
らりるれろ
わいうえを

赤間先生の滑舌アドバイス

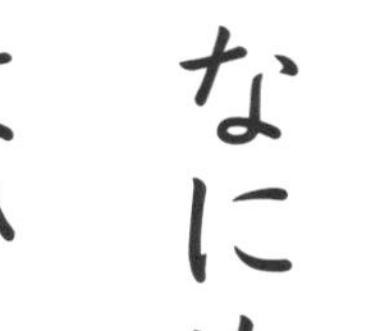

最初の繰り返しは、「あ段」の音を意識してリズミカルに発音しましょう。後半は「基本のあいうえおの口」（18～19ページ）を意識して、丁寧に声を出してください。

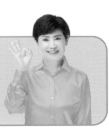

11

逆さまに読みましょう

「あいうえお」を逆にして、「おえういあ」と「お段」から読むレッスンです。
1音1音丁寧に発音し、表情筋を意識して、口を大きく動かしましょう。

おえういあ
こけくきか
そせすしさ
とてつちた

目安の時間

30秒

のねぬにな
ほへふひは
もめむみま
よえゆいや
ろれるりら
をえういわ

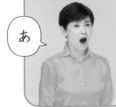

赤間先生の滑舌アドバイス

最後の「あ」は、口を縦に大きく開けてください。「わ」になりがちなので、しっかり「あ」と聞こえるように注意しましょう。

ステップB

あいうえお編

12

順番を変えて、音も増やして読みましょう

ステップＡの２「あえいうえおあお」を逆さまに読むレッスンです。
１音１音丁寧に発音し、表情筋を意識して、口を大きく動かしましょう。

おあおえういえあ
こかこけくきけか
そさそせすしせさ
とたとてつちてた

目安の時間

40秒

のなのねぬにねな
ほはほへふひへは
もまもめむみめま
よやよえゆいえや
ろらろれるりれら
をわをえういえわ

赤間先生の滑舌アドバイス

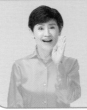

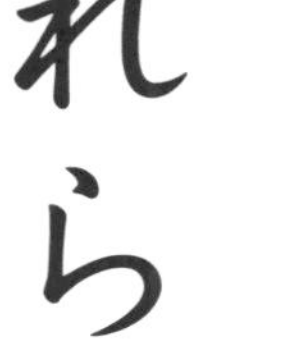

最後の「あ」が「わ」にならないよう、口を縦に大きく開けましょう。上下左右に表情筋を動かすことを意識して声を出してください。

ステップB

あいうえお編

13

「ら行」を混ぜて読みましょう

各行の音に「らりるれろ」を混ぜて、交互に読むレッスンです。1音1音丁寧に発音し、表情筋を意識して、口を大きく動かしましょう。「ら行」は舌の動きも意識しましょう。

あらいりうるえれおろ

からきりくるけれころ

さらしりするせれそろ

たらちりつるてれとろ

目安の時間

40秒

ならにりぬるねれのろ

はらひりふるへれほろ

まらみりむるめれもろ

やらいりゆるえれよろ

らられりるるれれろろ

わらいりうるえれをろ

赤間先生の**滑舌アドバイス**

基本の五十音に「らりるれろ」を混ぜて交互に発音すると、表情筋と舌を同時に鍛えられ、口腔機能の向上がより期待できます。

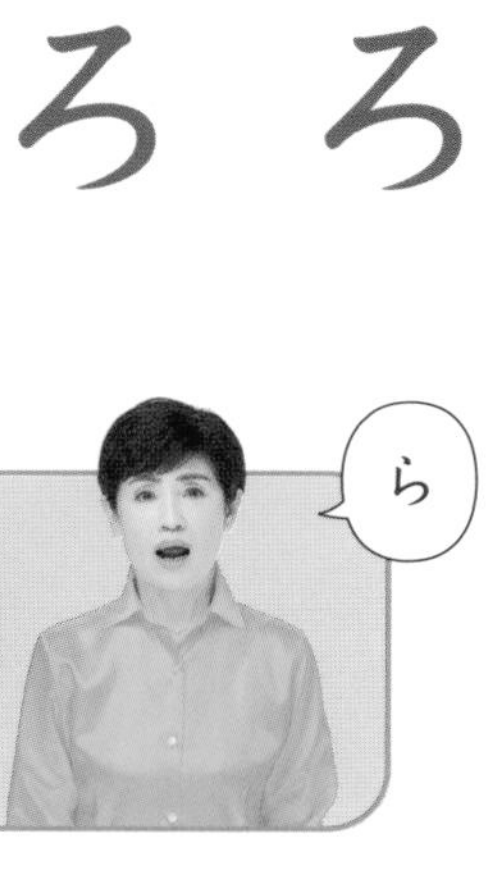

ステップB

あいうえお編

14

順番を変えて、音も増やし、「ら行」も混ぜて読みましょう

ステップAの２「あえいうえおあお」に「られりるれろらろ」を混ぜて、交互に読むレッスンです。最後まで丁寧に発音し、表情筋を意識して、口を大きく動かしましょう。

あらえれいりうるえれおろあらおろ

からけれきりくるけれころからころ

さらせれしりするせれそろさらそろ

たらてれちりつるてれとろたらとろ

目安の時間

60秒

ならねれにりぬるねれのろならのろ
はらへれひりふるへれほろはらほろ
まらめれみりむるめれもろまらもろ
やらえれいりゆるえれよろやらよろ
らられれりりるるれれろろららろろ
わらえれいりうるえれをろわらをろ

赤間先生の滑舌アドバイス

音が増えても最後まで気を抜かず、上下左右に口を大きくしっかり動かしましょう。慣れるまでは60秒以上かかっても大丈夫です！

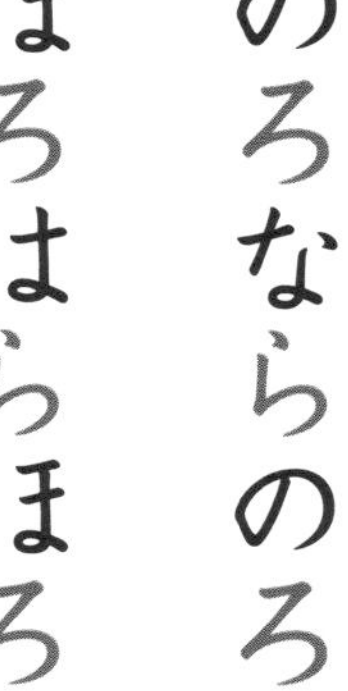

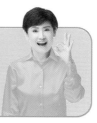

ステップB

あいうえお編

15

「ぱ行」を混ぜて読みましょう

各行の音に「ぱぴぷぺぽ」を混ぜて、交互に読むレッスンです。
1音1音丁寧に発音し、表情筋を意識して、口を大きく動かしましょう。

あぱいぴうぷえぺおぽ

かぱきぴくぷけぺこぽ

さぱしぴすぷせぺそぽ

たぱちぴつぷてぺとぽ

目安の時間

40秒

なぱにぴぬぷねぺのぽ

はぱひぴふぷへぺほぽ

まぱみぴむぷめぺもぽ

やぱいぴゆぷえぺよぽ

らぱりぴるぷれぺろぽ

わぱいぴうぷえぺをぽ

赤間先生の滑舌アドバイス

「ぱぴぷぺぽ」は、唇を合わせて息を吐き出すように発音します。お腹からしっかり声を出すと、より表情筋が鍛えられます。

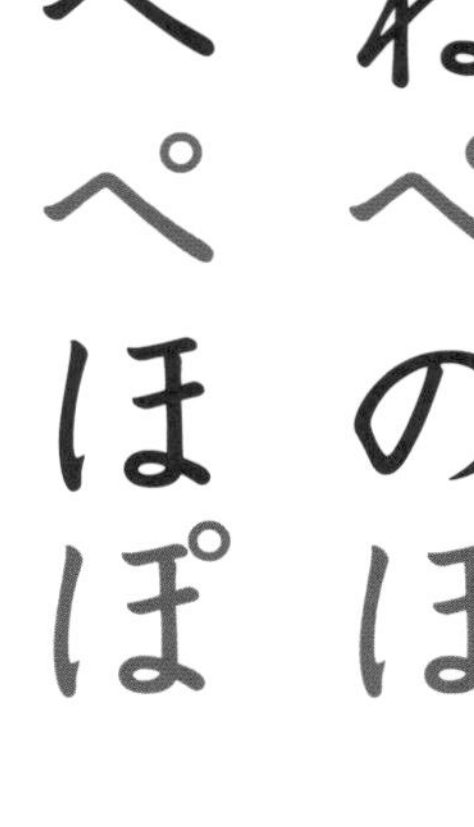

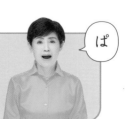

赤間先生の応援メッセージ②

【 滑舌レッスン 】には若返り効果も?!

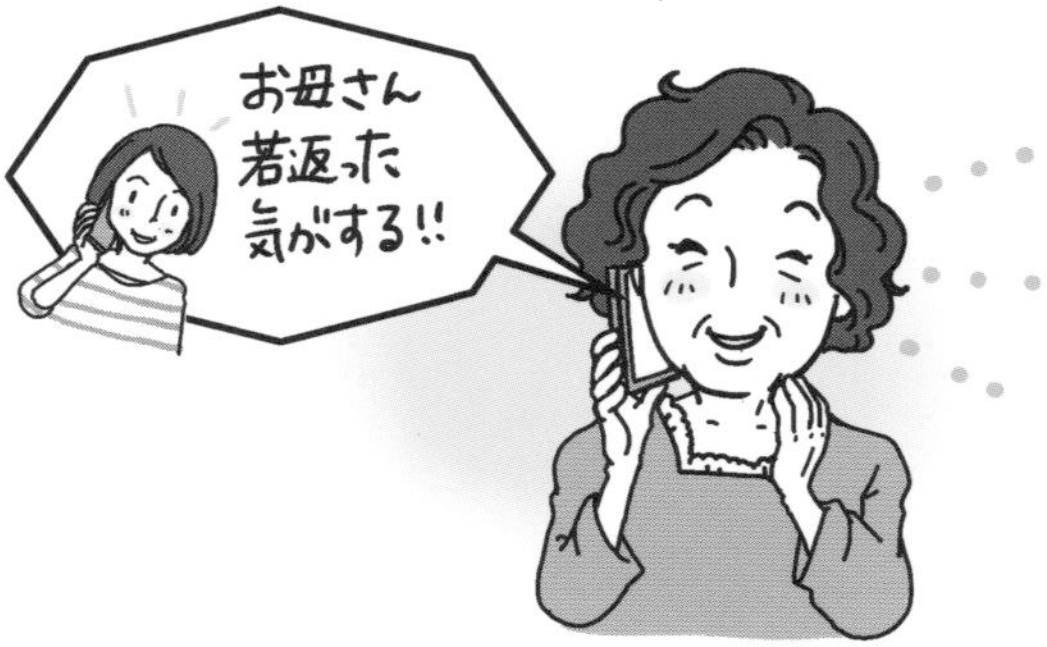

数カ月前にご主人を亡くし、ひとりで家にこもりがちになったSさん。「外に出て気分転換を」と高校時代からの友人（＝私が主宰する〈 健康ボイトレ音読塾 〉の塾生）が誘い、入塾されました。

当初は小さくか細い声でしたが、半年以上経った今では、声に力が出てきました。遠方で数年会っていない友人から電話をもらった時に、「とても明るい声で安心したわ。元気になったことがわかる」と言われたそうです。娘さん達も「一時は心配だったけど、声が元気になって若返った気がする」と喜んでいることを話してくださいました。

確かに、声だけが頼りの電話は、伝わりにくく、聞き取りにくいことがありますよね。電話での振り込め詐欺被害が後を絶ちませんが、高齢者だと思ってかけてきた犯人が、若々しく元気な声に戸惑い、犯行を思いとどまる……なんてことがあるかもしれません。

他にも、「『いつも声が若いね〜』って言われます」と話す塾生が何人かいらっしゃいます。【 滑舌レッスン 】で、元気でイキイキ、若々しい声になる、と思えば、さらにやる気が増しませんか？

ステップC

早口言葉編

ステップA・Bで、
発音と発声をしっかりおこなえば、
早口言葉もいつもより言いやすくなっているでしょう。
全部で15種類あります。
1つ選んで取り組みましょう。

ステップC

早口言葉編

1

次の3つの早口言葉を3回繰り返して言いましょう

早く言うことより、丁寧に発音するよう心がけてください。表情筋を意識して、口を大きく動かしましょう。

親《おや》がもめ 子《こ》がもめ 孫《まご》がもめ

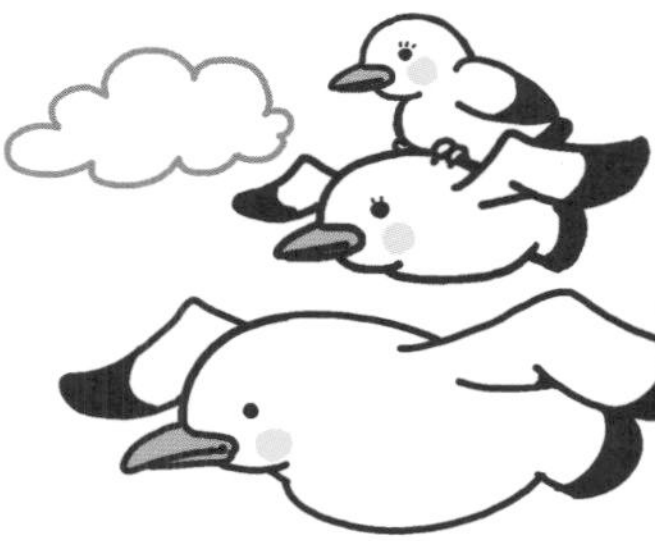

赤間先生の滑舌アドバイス

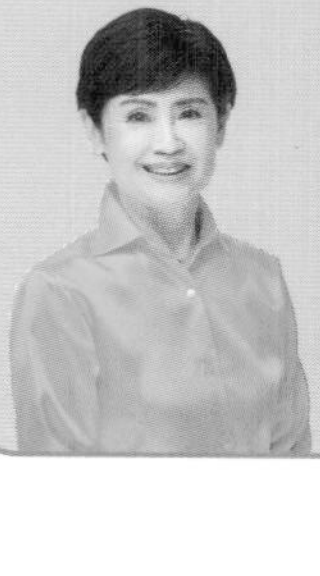

「子がもめ」が「こまごめ」に、「ジャズ」が「ジャジュ」に、「シャンソン」が「シャンション」にならないよう、気をつけてください。「巻紙」も「まきまみ」になりやすいので、「青 赤 黄」を強めに発音しましょう。

目安の時間

1セット 15秒 ×3回

合計 45秒

ジャズシャンソン歌《か》手《しゅ》

青《あお》巻《まき》紙《がみ》
赤《あか》巻《まき》紙《がみ》
黄《き》巻《まき》紙《がみ》

黄《き》巻《まき》紙《がみ》
赤《あか》巻《まき》紙《がみ》
青《あお》巻《まき》紙《がみ》

ステップC

早口言葉編 2

次の3つの早口言葉を3回繰り返して言いましょう

早く言うことより、丁寧に発音するよう心がけてください。表情筋を意識して、口を大きく動かしましょう。

生《なま》なまず　生《なま》なまこ

生《なま》なめこ

魔《ま》術《じゅつ》師《し》魔《ま》術《じゅつ》修《しゅ》行《ぎょう》中《ちゅう》

除《じょ》雪《せつ》車《しゃ》除《じょ》雪《せつ》作《さ》業《ぎょう》中《ちゅう》

赤間先生の滑舌アドバイス

「ま行」は唇を合わせて発音するため、「も」が連続する「すももも～」の早口言葉は口輪筋が鍛えられます。「すもも」や「もも」を頭でイメージして、意味を考えながら発音すると言いやすくなります。

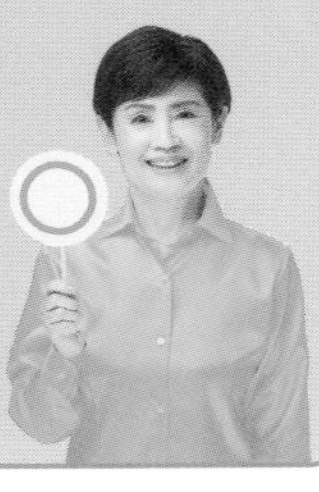

目安の時間

1セット15秒
×3回

合計45秒

すももももももも
もものうち
すももももももも
もう売《う》れた

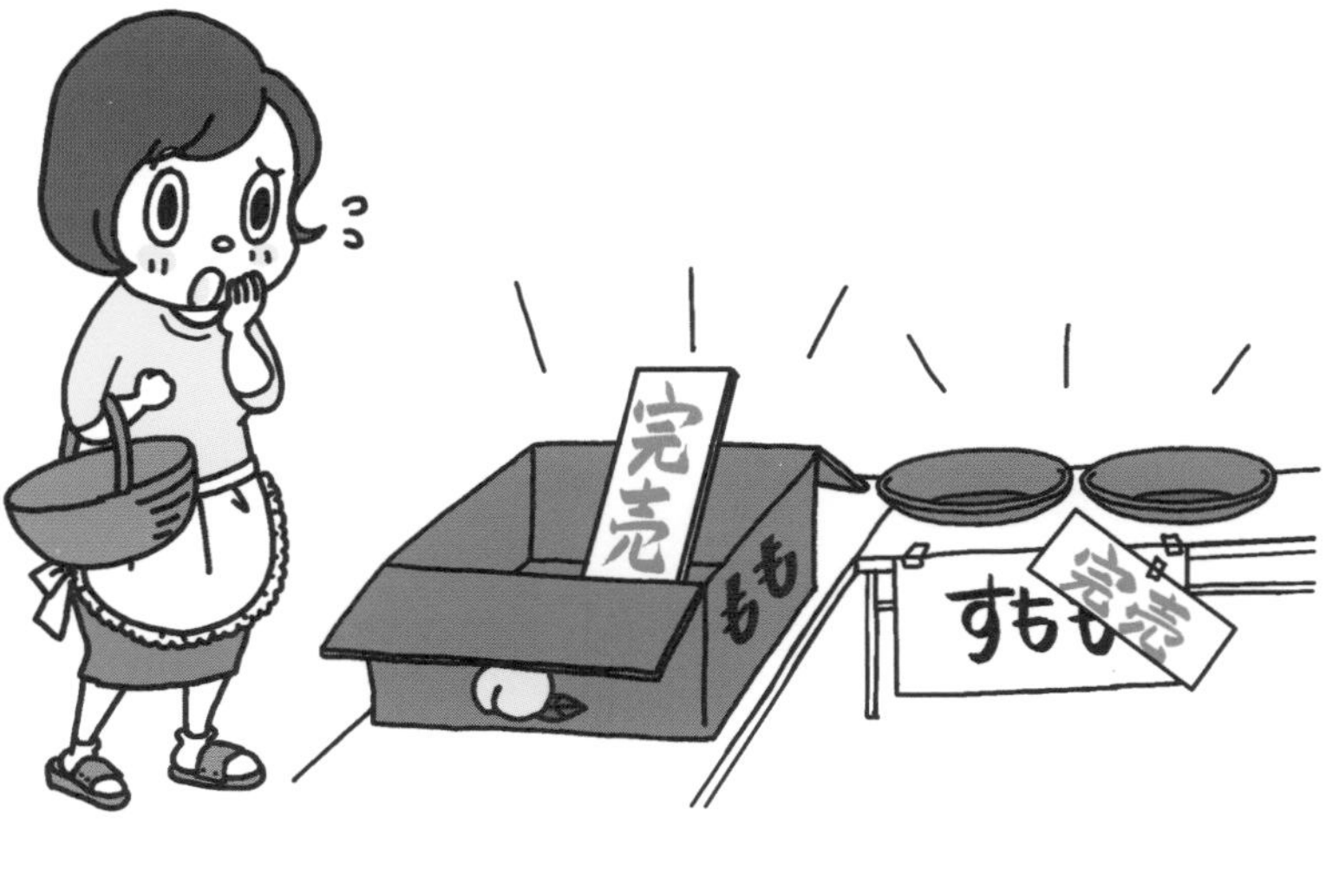

ステップC

早口言葉編

3

次の3つの早口言葉を3回繰り返して言いましょう

早く言うことより、丁寧に発音するよう心がけてください。表情筋を意識して、口を大きく動かしましょう。

目安の時間

1セット15秒
×3回

合計45秒

東《とう》京《きょう》特《とっ》許《きょ》許《きょ》可《か》局長《きょくちょう》

この釘《くぎ》は

引《ひ》き抜《ぬ》きにくい釘《くぎ》だ

赤間先生の滑舌アドバイス

「許可局」は「きょきゃきょきゅ」になりやすいので、「可(か)」を基本の「あ」の口で大きく開けましょう。「竹立てかけた」は「たてたてたてた」にならないよう、気をつけてください。

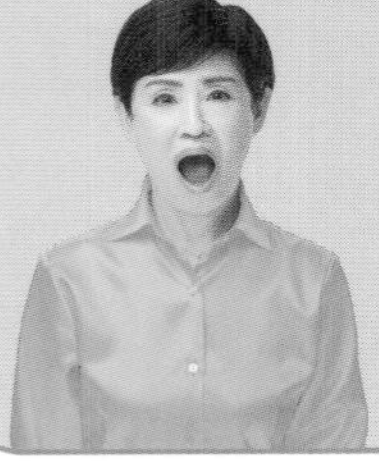

裏《うら》の竹《たけ》垣《がき》に
竹《たけ》立《た》てかけたのは
竹《たけ》立《た》てかけたかったから
竹《たけ》立《た》てかけた

ステップC

早口言葉編

4

次の3つの早口言葉を3回繰り返して言いましょう

早く言うことより、丁寧に発音するよう心がけてください。表情筋を意識して、口を大きく動かしましょう。

右《みぎ》目《め》右《みぎ》耳《みみ》　右《みぎ》耳《みみ》右《みぎ》目《め》

その数《じゅ》珠《ず》は増《ぞう》上《じょう》寺《じ》の

僧《そう》正《じょう》の数《じゅ》珠《ず》

赤間先生の滑舌アドバイス

「右目〜」は、「み」が連続します。唇を合わせてから口角を引く動作を意識しましょう。「総務省〜」の3つの「局」は「きょきゅ」にならないよう、ひとつ前の「きょ」「こ」「か」をやや強く言います。

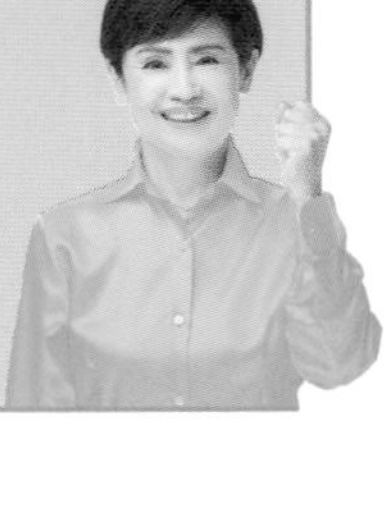

目安の時間

1セット15秒 ×3回

合計 45秒

総《そう》務《む》省《しょう》特《とっ》許《きょ》局《きょく》
日《にっ》本《ぽん》銀《ぎん》行《こう》国《こっ》庫《こ》局《きょく》
専《せん》売《ばい》特《とっ》許《きょ》許《きょ》可《か》局《きょく》

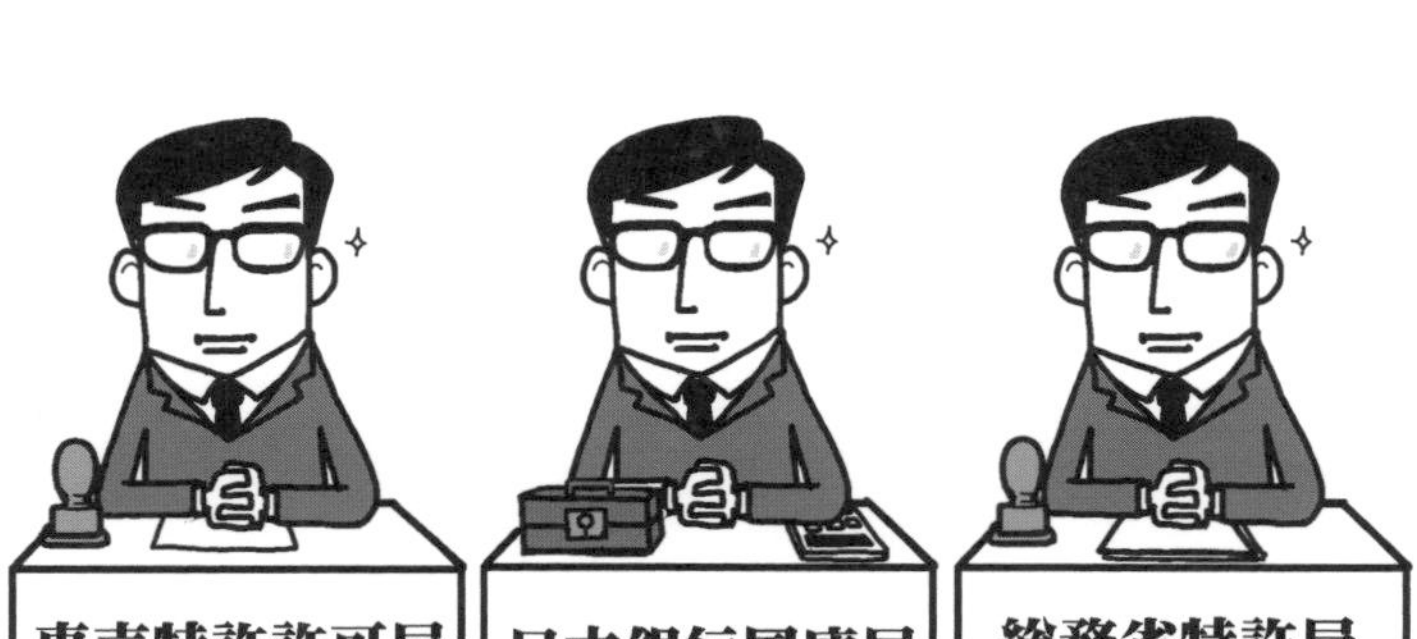

ステップ C

早口言葉編

5

次の3つの早口言葉を3回繰り返して言いましょう

早く言うことより、丁寧に発音するよう心がけてください。表情筋を意識して、口を大きく動かしましょう。

バナナ

生《なま》バナナ

七《なな》生《なま》バナナ

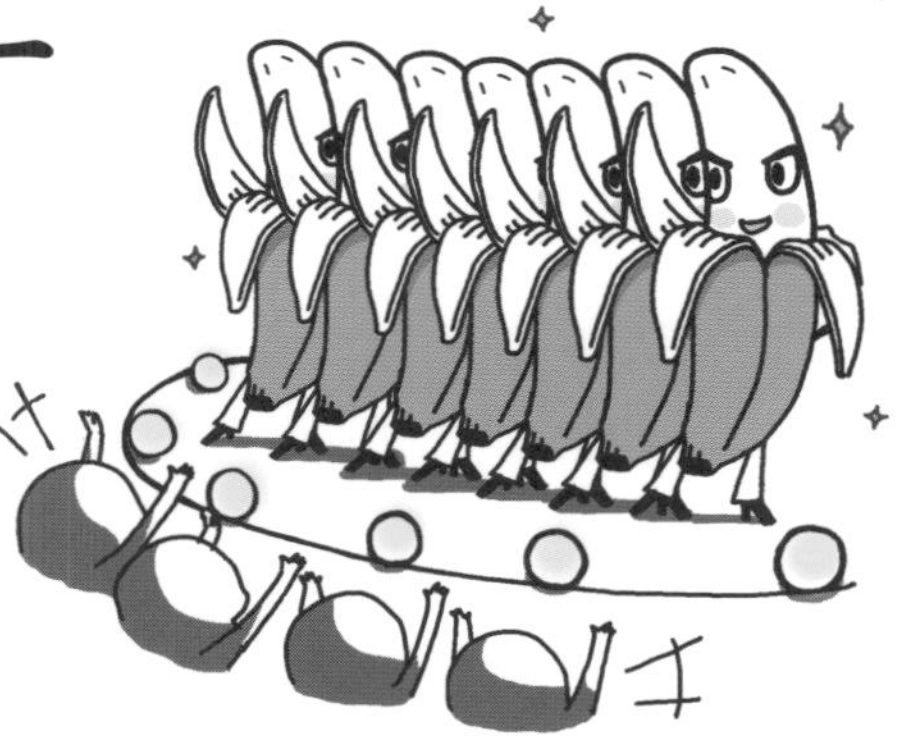

赤間先生の滑舌アドバイス

「七生バナナ」は、「なななななバナナ」になりやすいですが、バナナを頭の中でイメージすると不思議と言いやすくなります。「じゃじゅじょ」といった拗音《ようおん》も難しい発音です。「術」が「じゅちゅ」に、「室」が「しちゅ」にならないよう、気をつけましょう。

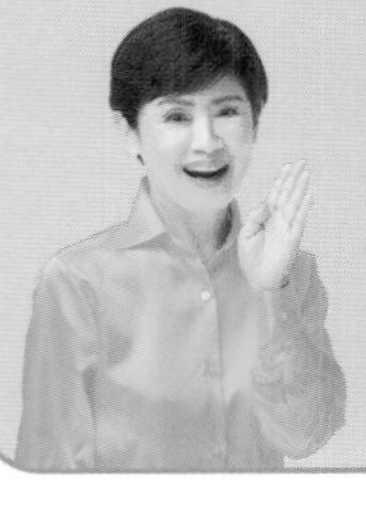

目安の時間

1セット 15秒 ×3回

合計 45秒

美《び》術《じゅつ》室《しつ》　技《ぎ》術《じゅつ》室《しつ》　手《しゅ》術《じゅつ》室《しつ》

お綾《あや》や親《おや》にお謝《あやま》り

お綾《あや》やお湯《ゆ》屋《や》に行《い》くと

八《や》百《お》屋《や》にお言《い》い

ステップ C

早口言葉編

6

次の3つの早口言葉を3回繰り返して言いましょう

早く言うことより、丁寧に発音するよう心がけてください。表情筋を意識して、口を大きく動かしましょう。

骨《こつ》粗《そ》しょう症《しょう》訴《そ》訟《しょう》

打《だ》者《しゃ》走《そう》者《しゃ》勝《しょう》者《しゃ》

走《そう》者《しゃ》一《いっ》掃《そう》

目安の時間

1セット 15秒

×3回

合計 45秒

赤間先生の滑舌アドバイス

「骨」の「こ」、「粗しょう症」の「粗(そ)」など、音節の最初の音を強めに発音することがポイントです。「しょ」や「しゃ」を強調しても構いません。

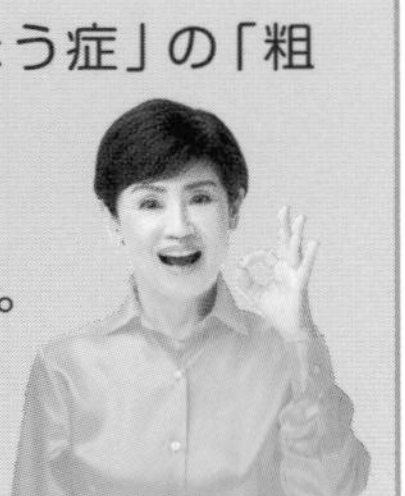

赤《あか》パジャマ　黄《き》パジャマ
茶《ちゃ》パジャマ
茶《ちゃ》パジャマ　黄《き》パジャマ
赤《あか》パジャマ

ステップC

早口言葉編

7

次の3つの早口言葉を3回繰り返して言いましょう

早く言うことより、丁寧に発音するよう心がけてください。表情筋を意識して、口を大きく動かしましょう。

消《しょう》費《ひ》支《し》出《しゅつ》費《ひ》

非《ひ》消《しょう》費《ひ》支《し》出《しゅつ》費《ひ》

買《か》った肩《かた》たたき機《き》

硬《かた》くて高《たか》かった

目安の時間

1セット15秒

×3回

合計45秒

赤間先生の滑舌アドバイス

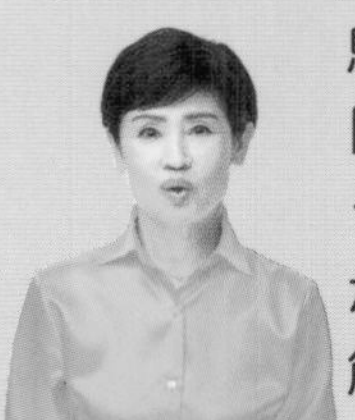

「武具馬具〜」では、最後の「六武具馬具」が言いにくいです。「う」の口をしっかり作って、唇を突き出しながら発音すると、口輪筋が鍛えられます。

武《ぶ》具《ぐ》馬《ば》具《ぐ》武《ぶ》具《ぐ》馬《ば》具《ぐ》

三《み》武《ぶ》具《ぐ》馬《ば》具《ぐ》

あわせて武《ぶ》具《ぐ》馬《ば》具《ぐ》

六《む》武《ぶ》具《ぐ》馬《ば》具《ぐ》

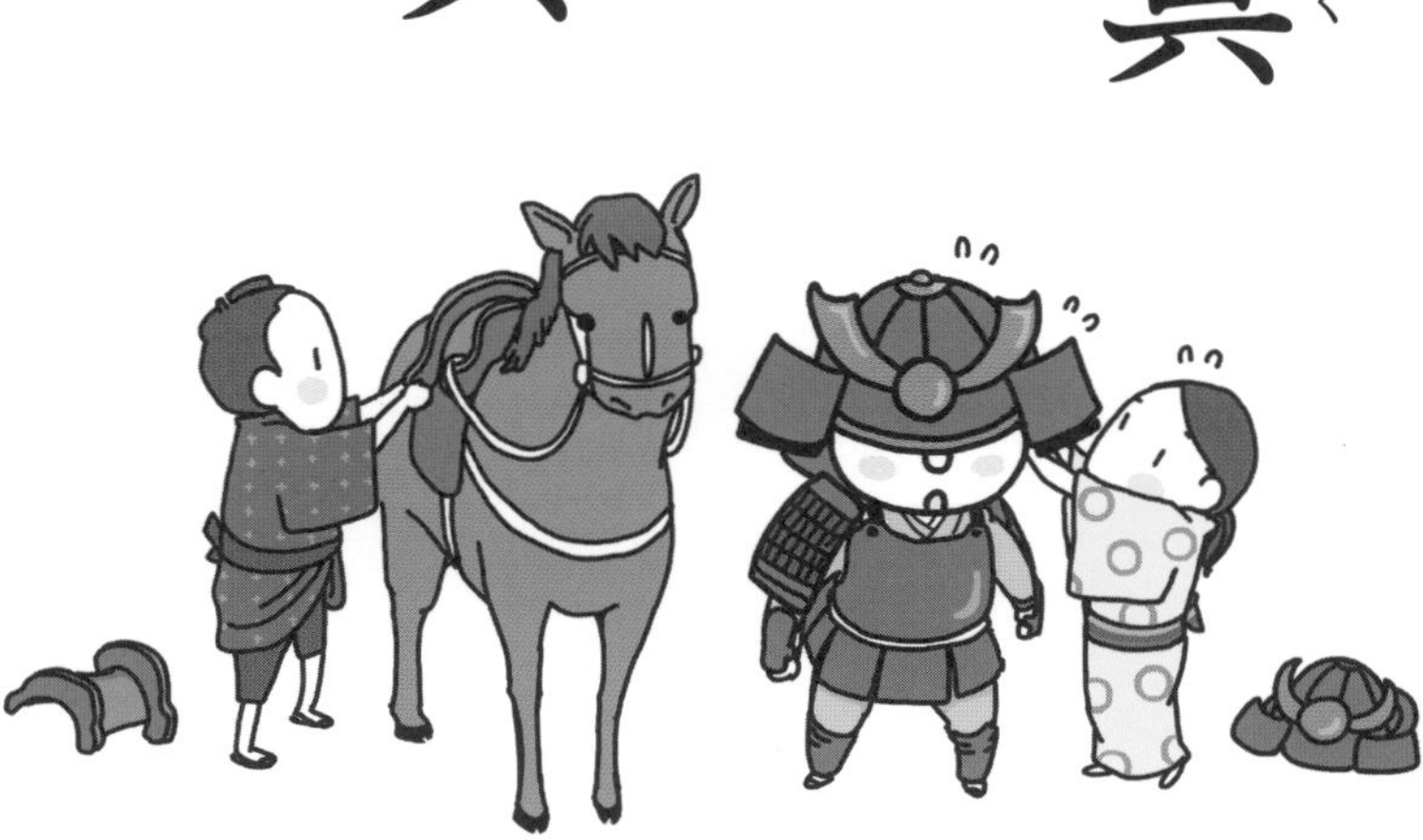

ステップC

早口言葉編

8

次の3つの早口言葉を3回繰り返して言いましょう

早く言うことより、丁寧に発音するよう心がけてください。表情筋を意識して、口を大きく動かしましょう。

長《なが》持《も》ちの上《うえ》に
生《なま》米《ごめ》七《なな》粒《つぶ》

赤間先生の滑舌アドバイス

「のら如来～」は、発音しにくい「な行」と「ら行」の組み合わせです。「のら」が「のりゃ」に、「にょらい」が「にょりゃい」にならないよう、「ら行」は舌の先を意識して強く発音しましょう。

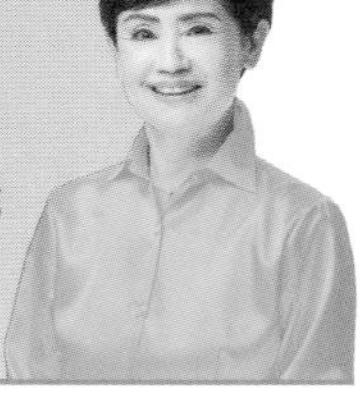

目安の時間

1セット 15秒 ×3回

合計 45秒

のら如《にょ》来《らい》のら如《にょ》来《らい》

三《み》のら如《にょ》来《らい》に六《む》のら如《にょ》来《らい》

巣《す》鴨《がも》駒《こま》込《ごめ》駒《こま》込《ごめ》巣《す》鴨《がも》

親《おや》鴨《がも》子《こ》鴨《がも》大《おお》鴨《がも》小《こ》鴨《がも》

ステップ C

早口言葉編
9

次の3つの早口言葉を3回繰り返して言いましょう

早く言うことより、丁寧に発音するよう心がけてください。表情筋を意識して、口を大きく動かしましょう。

僕《ぼく》ボブ　僕《ぼく》ボブ　僕《ぼく》ボブ

第《だい》一《いち》著《ちょ》者《しゃ》　第《だい》二《に》著《ちょ》者《しゃ》

第《だい》三《さん》著《ちょ》者《しゃ》

目安の時間

1セット 15秒 × 3回

合計 45秒

赤間先生の滑舌アドバイス

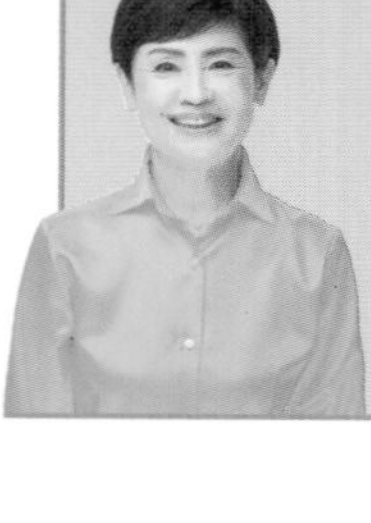

「僕ボブ」は、3回連続になると難しいです。「ぼくボグ」や「ぼくボム」になりがちなので、「ぼ」を強く、リズミカルに発音してください。

蛙《かえる》ぴょこぴょこ
三《み》ぴょこぴょこ
あわせてぴょこぴょこ
六《む》ぴょこぴょこ

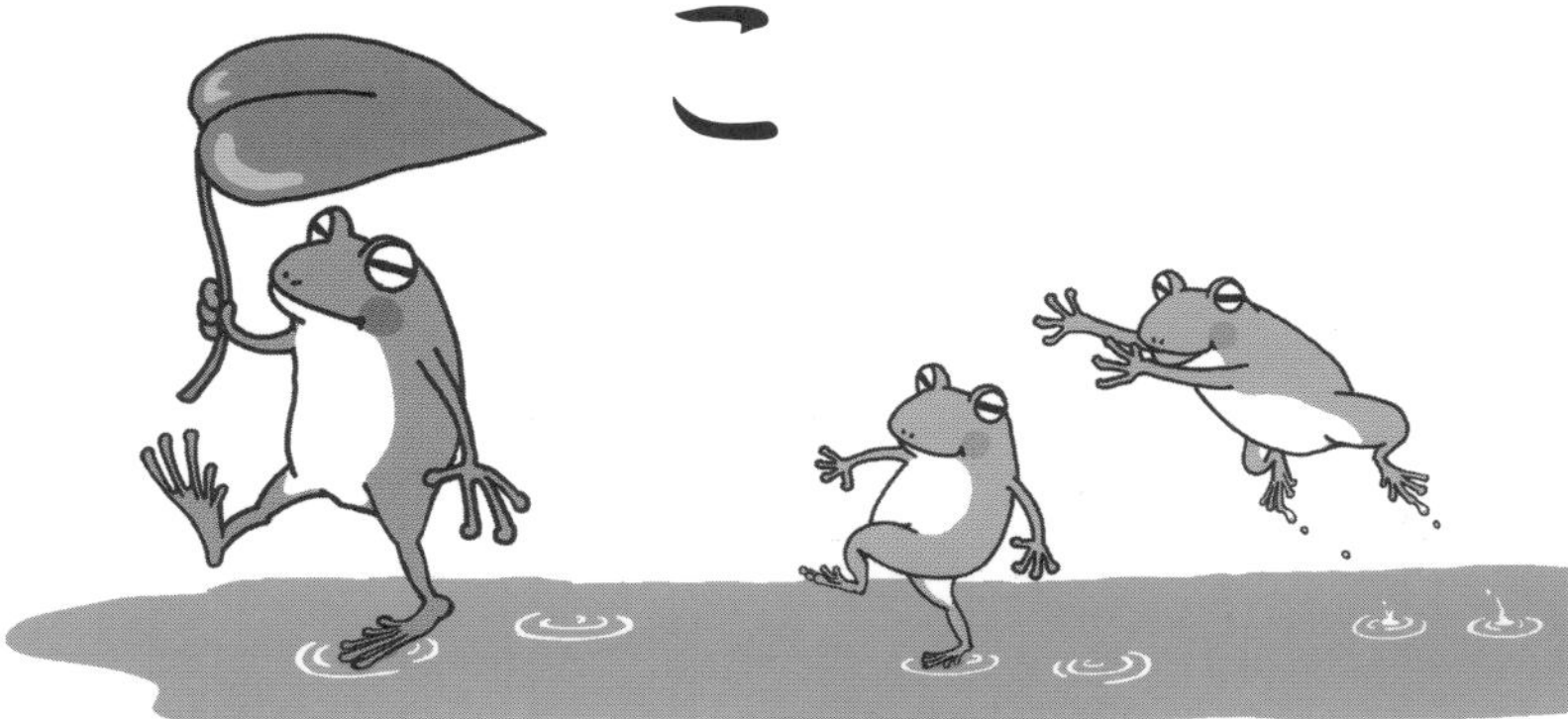

ステップC

早口言葉編

10

次の3つの早口言葉を3回繰り返して言いましょう

早く言うことより、丁寧に発音するよう心がけてください。表情筋を意識して、口を大きく動かしましょう。

殿《との》様《さま》の

長《なが》袴《ばかま》を狙《ねら》う

白《しろ》装《しょう》束《ぞく》集《しゅう》団《だん》

目安の時間

1セット15秒
×3回

合計45秒

赤間先生の滑舌アドバイス

特に「白装束」が言いにくいですね。「しりょしょうじょきゅ」にならないよう、舌の先を意識して、まずはゆっくり言いましょう。「魚(うお)」「王(おう)」も口輪筋が鍛えられるように「基本のあいうえおの口」(18〜19ページ)を意識します。

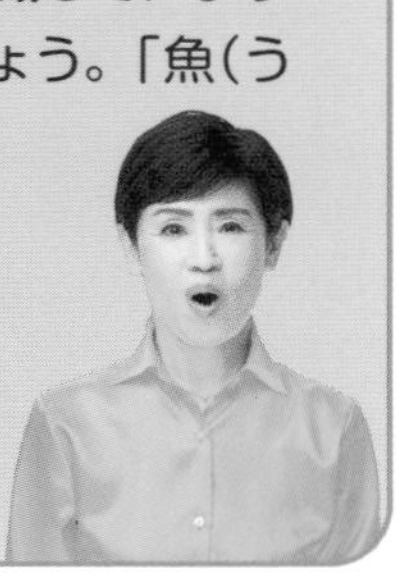

魚《うお》を追《お》う鵜《う》　鵜《う》を追《お》う王《おう》

王《おう》を覆《おお》う魚《うお》

大《おお》皿《ざら》の上《うえ》によもぎ餅《もち》

小《こ》皿《ざら》の上《うえ》に小《こ》よもぎ餅《もち》

ステップC

早口言葉編

11

次の3つの早口言葉を3回繰り返して言いましょう

早く言うことより、丁寧に発音するよう心がけてください。表情筋を意識して、口を大きく動かしましょう。

首《しゅ》相《しょう》は酢《す》醤《じょう》油《ゆ》がお好き

赤《あか》炙《あぶ》りカルビ

青《あお》炙《あぶ》りカルビ

黄《き》炙《あぶ》りカルビ

赤間先生の滑舌アドバイス

「赤 青 黄」がつく早口言葉もおなじみですね。言いづらい人は「炙りカルビ」だけ3回言ってもOK。慣れたら「赤 青 黄」を加えましょう。

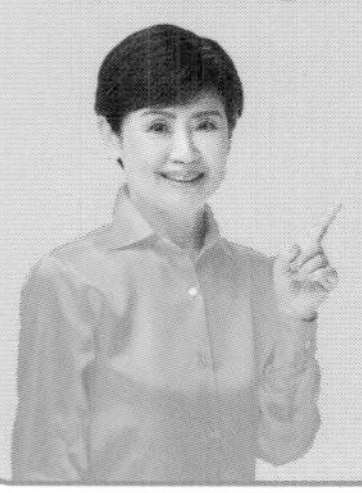

目安の時間

1セット15秒 ×3回

合計45秒

虎《とら》を捕《と》るなら
虎《とら》を捕《と》るより
鳥《とり》を捕《と》り
鳥《とり》をおとりに
虎《とら》を捕《と》れ

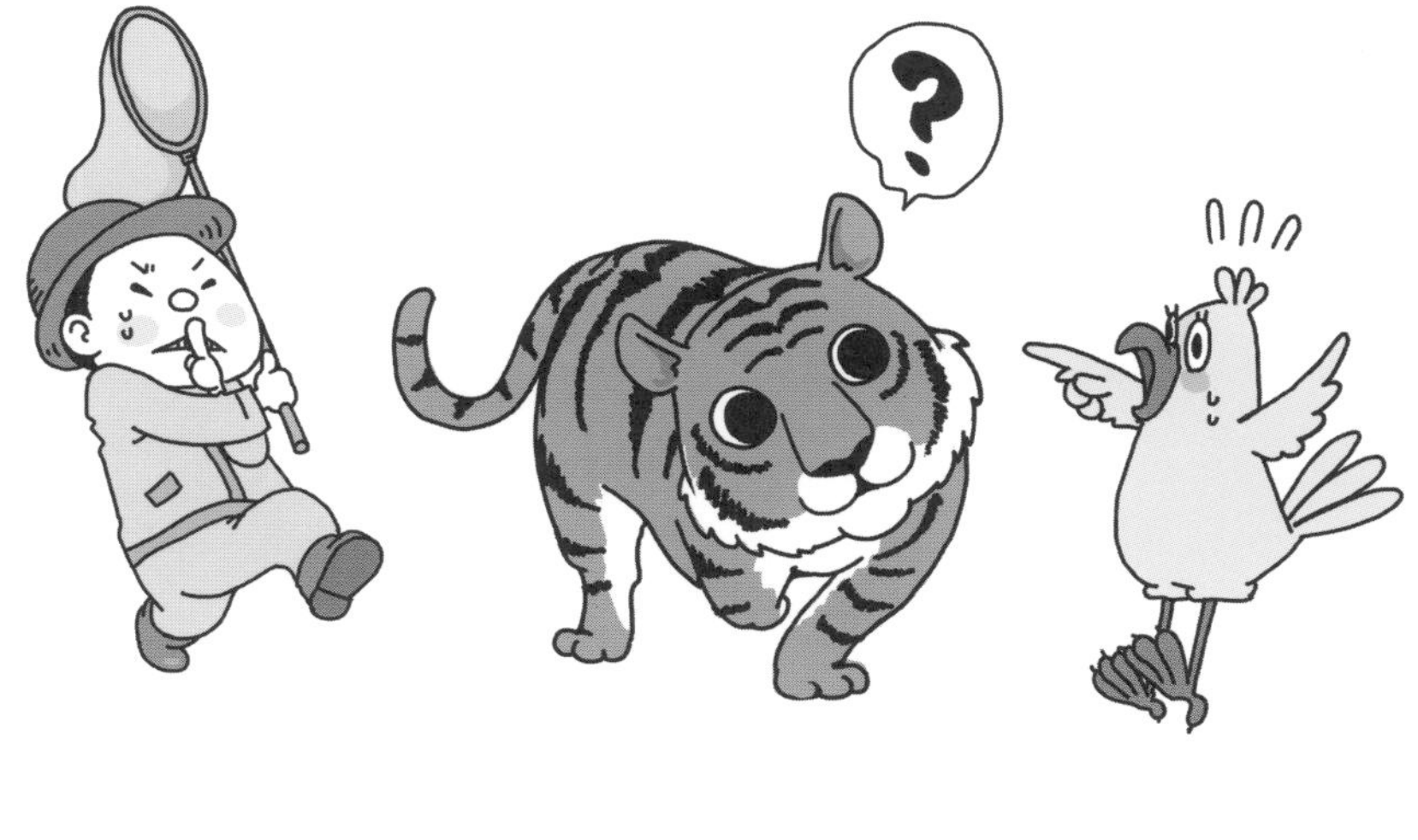

ステップC

早口言葉編

12

次の3つの早口言葉を3回繰り返して言いましょう

早く言うことより、丁寧に発音するよう心がけてください。表情筋を意識して、口を大きく動かしましょう。

書《しょ》写《しゃ》山《ざん》の社《しゃ》僧《そう》正《じょう》

高《こう》架《か》橋《きょう》橋《きょう》脚《きゃく》

貨《か》客《きゃく》船《せん》の旅《りょ》客《かく》

目安の時間

1セット15秒
×3回

合計45秒

赤間先生の滑舌アドバイス

「旅客」が「りょきゃきゅ」に、「にょろ」が「にょりょ」にならないよう、気をつけてください。「にょろにょろ」は、息を吐きながら「にょ」を強く発音すると言いやすくなります。

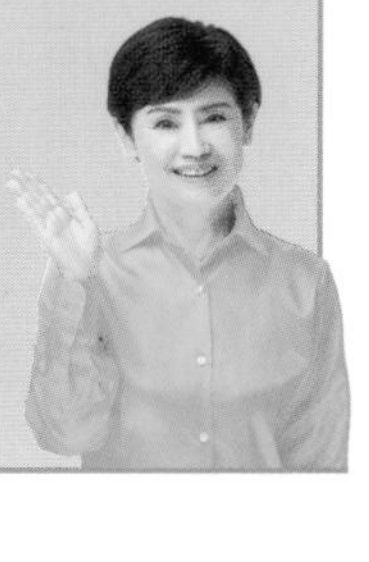

どじょうにょろにょろ
三《み》にょろにょろ
あわせてにょろにょろ
六《む》にょろにょろ

ステップC

早口言葉編

13

次の3つの早口言葉を3回繰り返して言いましょう

早く言うことより、丁寧に発音するよう心がけてください。表情筋を意識して、口を大きく動かしましょう。

国《こく》語《ご》熟《じゅく》語《ご》述《じゅつ》語《ご》主《しゅ》語《ご》

中《ちゅう》小《しょう》企《き》業《ぎょう》商《しょう》社《しゃ》社《しゃ》長《ちょう》が

調《ちょう》査《さ》書《しょ》捜《そう》査《さ》中《ちゅう》

赤間先生の滑舌アドバイス

「バナナの～」は、「な」をリズミカルにやや強く発音すると言いやすいです。最後の「なのだぞ」が「なのだじょ」になりやすいので、最後まで気を抜かないようにしましょう。

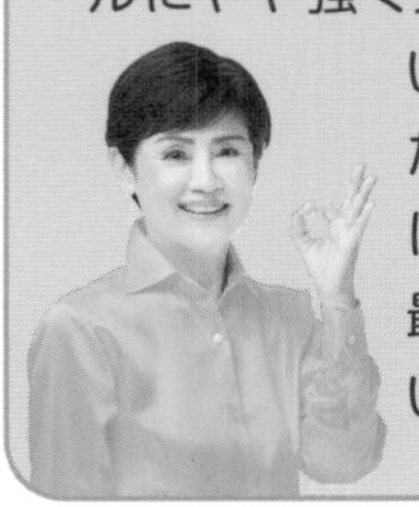

目安の時間

1セット15秒

×3回

合計45秒

バナナの謎《なぞ》の
なぞなぞなど
謎《なぞ》なのだけれど
バナナの謎《なぞ》は
まだ謎《なぞ》なのだぞ

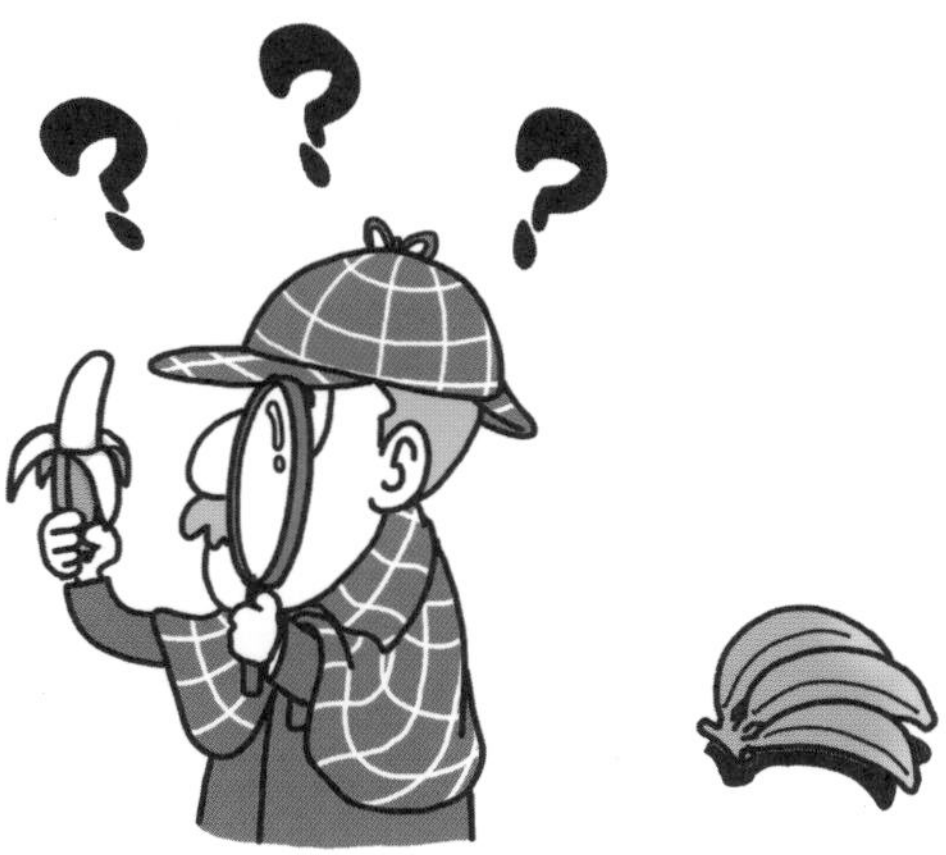

ステップC

早口言葉編

14

次の3つの早口言葉を3回繰り返して言いましょう

早く言うことより、丁寧に発音するよう心がけてください。表情筋を意識して、口を大きく動かしましょう。

伝《でん》染《せん》病《びょう》予《よ》防《ぼう》病《びょう》院《いん》

予《よ》防《ぼう》病《びょう》室《しつ》

伝《でん》染《せん》病《びょう》予《よ》防《ぼう》法《ほう》

目安の時間

1セット15秒 ×3回

合計45秒

赤間先生の滑舌アドバイス

「シャンソン歌手」の早口言葉はたくさんありますが、「しゃしゅしょ」が繰り返し出てくるパターンです。特に「新春シャンソンショー」は「しんしゅんシャンションショー」になりやすいので、「シャンソン」の「ソ」を強く発音しましょう。

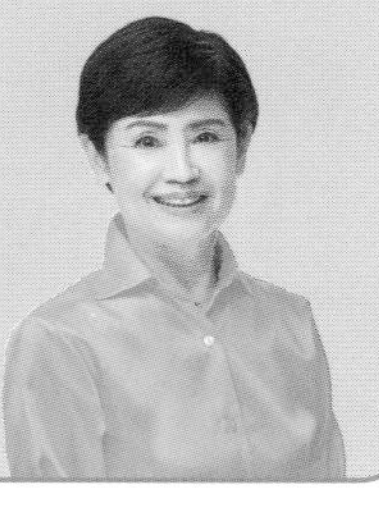

マサチューセッツ州《しゅう》

新《しん》進《しん》シャンソン歌《か》手《しゅ》

総《そう》出《しゅつ》演《えん》

新《しん》春《しゅん》シャンソンショー

ステップC

早口言葉編

15

次の3つの早口言葉を3回繰り返して言いましょう

早く言うことより、丁寧に発音するよう心がけてください。表情筋を意識して、口を大きく動かしましょう。

主《しゅ》治《じ》医《い》摘《てき》出《しゅつ》手《しゅ》術《じゅつ》中《ちゅう》

赤《あか》カピバラ　青《あお》カピバラ

黄《き》カピバラ

赤間先生の滑舌アドバイス

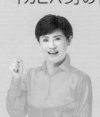

「カピバラ」の「カ」は口を縦に大きく開けて、舌の付け根を意識しながら声を出しましょう。頭の中で、「『カ』をしっかり！」と指令を出すと言いやすくなります。

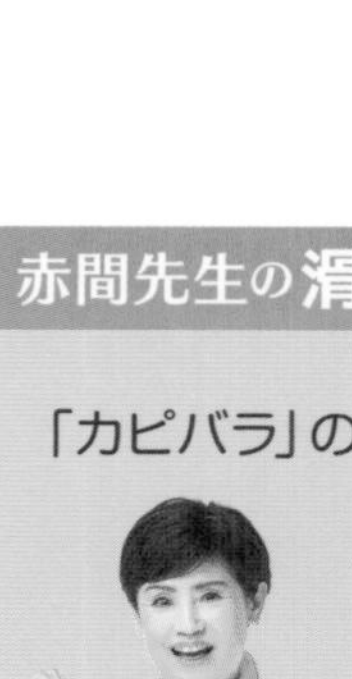

目安の時間

1セット15秒
×3回

合計45秒

京《きょう》の狂《きょう》言《げん》師《し》が
京《きょう》から今日《きょう》来《き》て
今日《きょう》狂《きょう》言《げん》して
今日《きょう》故《こ》郷《きょう》の京《きょう》まで帰《かえ》る

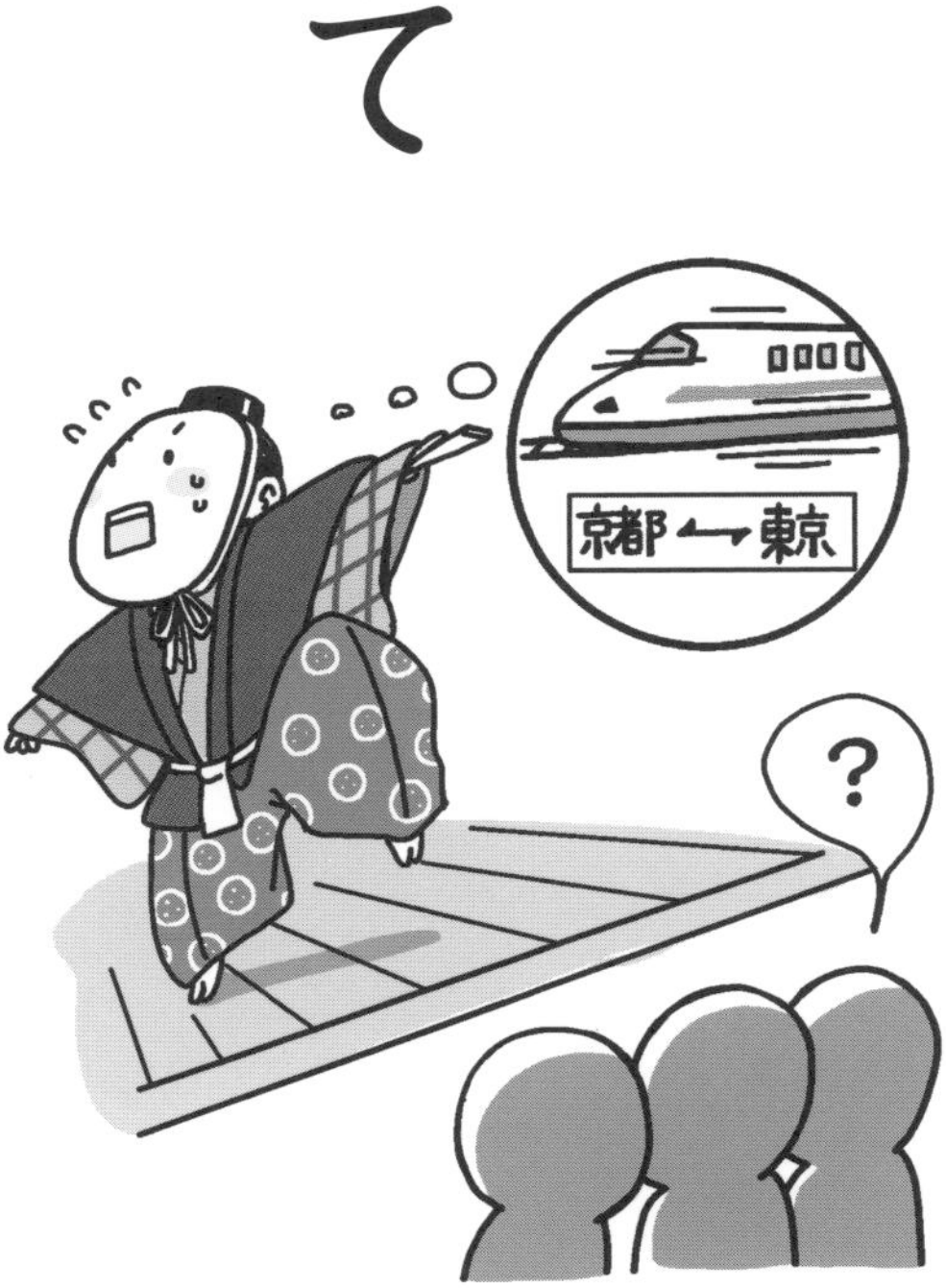

おわりに

【滑舌レッスン】は楽しんで頂けましたか？　日頃、話す機会が少ない方、口をあまり動かさない方は、はじめは表情筋がヒクヒクしたかもしれません。表情筋には形状記憶性があると言われ、動かさないと、どんどん動きにくくなってしまうのです。

私も60歳を超えて、体力の衰えを感じるようになりました。「疲れがなかなか取れない」「長く歩くと膝に違和感がある」など。でも、声のハリと伸び、響きにはまだまだ自信があります。本書で紹介した【滑舌レッスン】は毎日欠かさずおこなっています。まとまった時間がとれなくても、テレビを見ながら、ＣＭ中に、こうして原稿を書きながらでも「あ い う え お」と表情筋を時々動かしています。習慣になっているのですね。

私が主宰する〈健康ボイトレ音読塾〉の皆さんも、トレーニングする、そして続けることの必要性を感じているようです。現に、効果があらわれて、とってもお元気！　声に力があります。平均年齢は70代半ばですが、「むせ」が気になるという方は誰一人いらっしゃいません。

声を出す楽しさ、健康へのよい影響を多くの方々に感じて頂きたく、今回の【滑舌レッスン】を企画しました。私の思いを受け止めてくださった世界文化ワンダーグループ ウェルネス事業推進部のご担当者様にも心から感謝いたします。

この本が、皆さんの口腔機能向上につながり、元気でイキイキとした毎日を後押しする一冊となりますように！

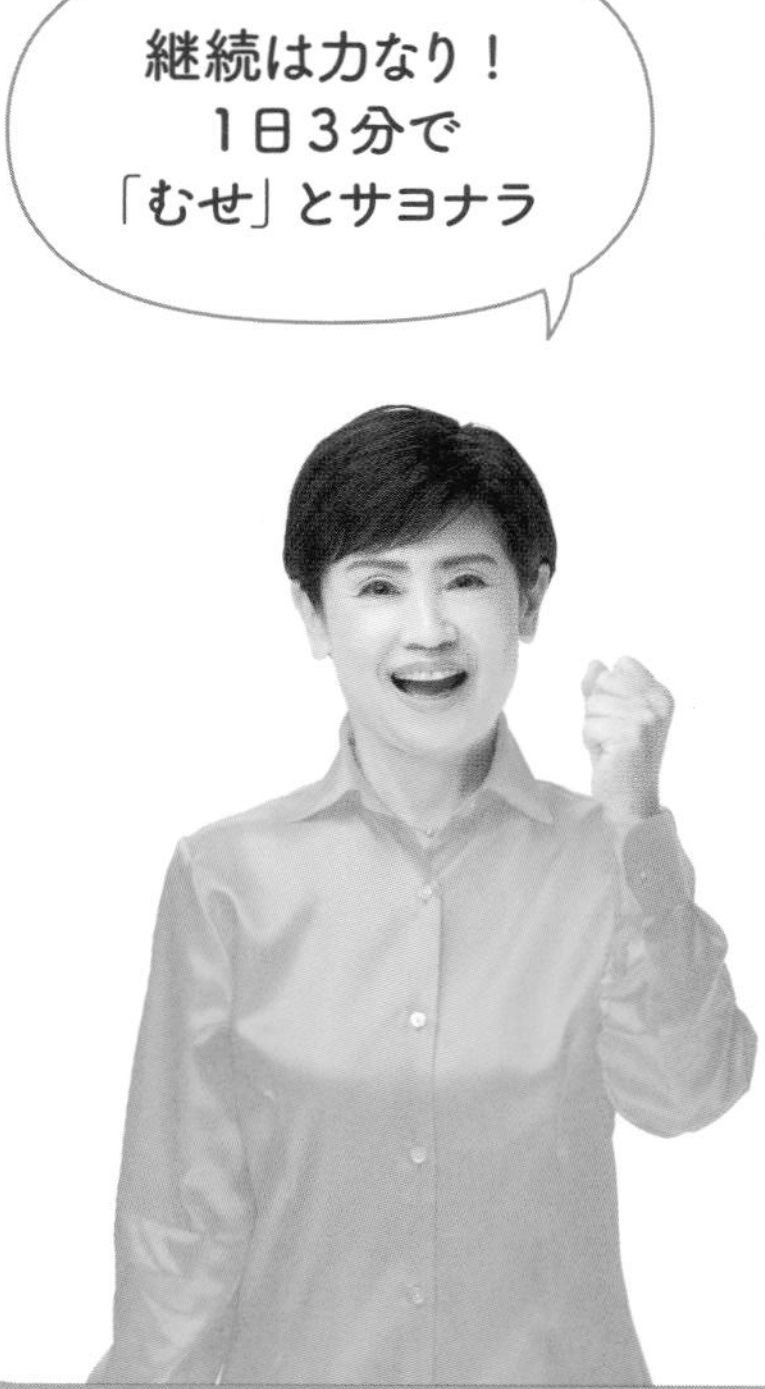

著者紹介

健康ボイストレーナー

赤間 裕子

（あかま ひろこ）

宮城県仙台市出身。福島テレビ、テレビ東京、NHK仙台放送局でアナウンサー・キャスターとして勤務後、フリーとなり、講師として独立。「声と話し方」をテーマにしたビジネススキル・コミュニケーションスキル研修、講演を中心に、大学講師、司会と幅広く活躍。一方で〈 健康ボイトレ音読塾 〉を主宰、介護予防教室講師を務めるなど「声と健康」についての活動にも力を入れており、楽しく取り組める滑舌トレーニングは、介護施設向けの音響機器に搭載されている。著書に『早口言葉で口腔トレーニング DVD付き』『1日1回「あいうえお」ボケないための滑舌トレーニング』（ともに世界文化社）がある。

【ホームページ】ヴォイス&トーク https://akama.biz/

監修／山内 積
デザイン／津田祥子
イラスト／尾代ゆうこ
ヘアメイク／大澤慶子
撮影／伏見早織（世界文化ホールディングス）
校正／株式会社円水社
製版／株式会社明昌堂
編集／神田裕子

1日3分でむせ予防！

60歳からの滑舌レッスン

発行日　2023年9月15日　初版第1刷発行
　　　　2024年8月10日　　　第3刷発行

著　　者　赤間裕子
発 行 者　駒田浩一
発　　行　株式会社ワンダーウェルネス
発行・発売　株式会社世界文化社
　　　　〒102-8194　東京都千代田区九段北4-2-29
　　　　電話　03-3262-3913（編集部）　03-3262-5115（販売部）
印刷・製本　株式会社リーブルテック

ISBN 978-4-418-23422-6